O peso das dietas

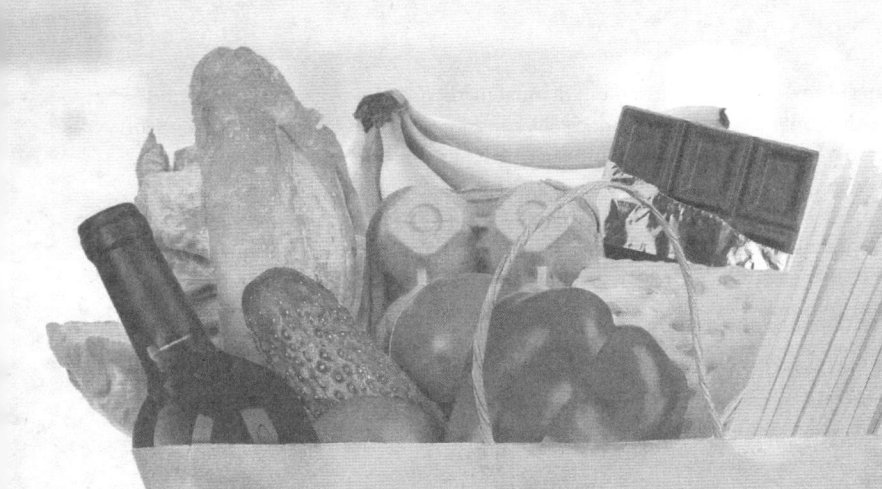

Sophie Deram, Ph.D.

O peso das dietas

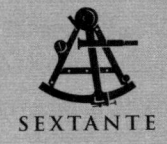

SEXTANTE

Este livro é uma obra de referência e não um manual médico. As informações nele contidas têm o objetivo de ajudar o leitor a tomar decisões conscientes sobre sua saúde. O propósito desta publicação não é substituir tratamentos nem orientações de profissionais da área médica. Caso você suspeite de que tem um problema de saúde, nós o aconselhamos a consultar um médico. Além disso, busque a orientação desse profissional antes de tomar qualquer medicamento. A autora e a editora não se responsabilizam por quaisquer efeitos colaterais que possam resultar do uso ou da aplicação das informações aqui apresentadas.

Copyright © 2018 por Sophie Deram

Todos os direitos reservados. Nenhuma parte deste livro pode ser utilizada ou reproduzida sob quaisquer meios existentes sem autorização por escrito dos editores.

edição: Clarissa Oliveira

copidesque: Rebeca Bolite

revisão: Luis Américo Costa e Tereza da Rocha

diagramação: Natali Nabekura

capa: DuatDesign

imagens de capa: Todas da Shutterstock – chocolate: Kai Keisuke; banana: Maks Narodenko; vinho tinto: Popcorner; sacola com itens: Africa Studio; alface: Boonchuay1970; fundo cozinha: NY Studio; macarrão: Ganna Martysheva

impressão e acabamento: Bartira Gráfica

CIP-BRASIL. CATALOGAÇÃO NA PUBLICAÇÃO
SINDICATO NACIONAL DOS EDITORES DE LIVROS, RJ

D472p	Deram, Sophie
	O peso das dietas/ Sophie Deram. Rio de Janeiro: Sextante, 2018.
	256 p.; 16 x 23 cm.
	Inclui bibliografia
	ISBN 978-85-431-0571-0
	1. Nutrição. 2. Saúde - Aspectos nutricionais. I. Título.

17-46803

CDD: 613.2
CDU: 613.2

Todos os direitos reservados, no Brasil, por
GMT Editores Ltda.
Rua Voluntários da Pátria, 45 – 14º andar – Botafogo
22270-000 – Rio de Janeiro – RJ
Tel.: (21) 2538-4100
E-mail: atendimento@sextante.com.br
www.sextante.com.br

Dedico este livro à minha família:

Ao Pierre, meu querido marido, que me acompanhou nesta jornada e me apoiou sem reclamar da minha loucura de escrever um livro em português.

Aos meus filhos maravilhosos, Paul, Audrey, Victor e Emilie, que me ajudaram a crescer e a ser quem eu sou hoje.

Aos meus pais, avós, bisavós, irmãos, primos, tios – a essa família que é minha, que gosta de celebrar a vida comendo sem culpa e sem gula, e que faz do comer um grande prazer.

SUMÁRIO

Prefácio à nova edição 12
Introdução 16

PARTE 1 • Não sabemos mais o que comer 23

CAPÍTULO 1: VIVEMOS HOJE UM TERRORISMO NUTRICIONAL 24
Um passeio (pessoal) pela ciência da nutrição 25
    O que é nutrigenômica? 28
    A contribuição da neurociência 31
Informação nutricional indigesta e terrorismo 32
    Uma ciência que não é exata nem infalível 35
    Nem todos os cientistas estão de acordo 39

CAPÍTULO 2: DESCOMPLICANDO A NUTRIÇÃO 42
Os grupos alimentares e os tipos de alimento 42
    Afinal, o açúcar e a gordura viciam? 47
    Uma nota sobre os sucos 52
Alguns mitos da alimentação saudável 53

CAPÍTULO 3: COMER DEVERIA SER UM PRAZER. POR QUE ESQUECEMOS ISSO? 59
A relação com a comida ontem e hoje 62
    Uma palavrinha rápida para os pais 66
    A preocupação excessiva com a nutrição 68

CAPÍTULO 4: A DITADURA DA MAGREZA E AS DOENÇAS DA NUTRIÇÃO 72
A ditadura da beleza e da magreza 72
A insatisfação com o corpo 74

As doenças da nutrição e as dietas restritivas 76
    Obesidade 76
    Transtorno alimentar 78
    Dietas restritivas 78
Como comer então? 83
Comer consciente pode ser uma solução para nossa vida agitada 85
    Mas como comer consciente? 86
Comer com prazer não é comer com gula 89
Comer para emagrecer 90
O efeito Sophie 91

PARTE 2 • Os segredos da Sophie 94

SEGREDO 1: FAÇA AS PAZES COM O SEU CORPO 96
Por que você quer emagrecer? Será que precisa mesmo? 97
Mude o foco para emagrecer de maneira sustentável 98
Resgate a confiança no seu corpo e em si mesmo 99
Como fazer as pazes com seu corpo? 102

SEGREDO 2: CUIDE DO SEU CÉREBRO; ELE CONTROLA TUDO 105
O poder do cérebro 106
Como o cérebro percebe a perda de peso? 108
O fator estresse 110
Quatro atitudes para fazer do cérebro um parceiro no emagrecimento 112
Uma nova atitude 113

SEGREDO 3: PENSE SUSTENTÁVEL; NÃO TENHA PRESSA 115
Pare de acreditar em milagre 115
Mude seus hábitos aos poucos 117
Quatro dicas para mudar de verdade e sem sofrimento 118
Sem pressa nem perfeição 120

SEGREDO 4: RESPEITE SUA FOME E VIVA NO PRESENTE 122
O que é a fome? 123
Diferentes tipos de fome 124

Como funcionam a fome e a saciedade? 125
Você tem medo da sua fome? 128
Resgate os sinais de fome e saciedade 131
Como fazer da fome sua aliada 133

SEGREDO 5: COMA MELHOR, NÃO MENOS! FAÇA AS PAZES COM OS ALIMENTOS 137
Você tem uma relação tranquila com a alimentação? 138
Aumente o consumo de alimentos verdadeiros 140
Transformando a relação com a alimentação 141

SEGREDO 6: ALIMENTE-SE DE OUTRAS ENERGIAS 147
Rotinas ajudam a prevenir a obesidade infantil 148
Mexa-se 151
Invista no que faz bem a você 152

SEGREDO 7: COZINHE E CELEBRE A COMIDA 154
Não cozinhamos mais 155
Use e abuse da sua criatividade 157
Celebre a comida com as crianças 158

PARTE 3 • Os segredos da Sophie na prática 162

CAPÍTULO 1: GASTRONOMIA URBANA PARA PESSOAS APRESSADAS 165
A questão do dia: o que fazer para o jantar? 165
O que é preciso para cozinhar bem 166
Faça boas compras e se organize 167
    A lista de compras 168
    Planejando a semana 169
O que fazer com as sobras 171
    Arroz 171
    Batatas cozidas 172
    Macarrão 172
    Legumes 172
    Carnes 172

Comer fora é mais difícil 172
15 cardápios simples e gostosos 173

CAPÍTULO 2: RECEITAS SIMPLES E GOSTOSAS 181

MINHA RECEITA FAVORITA
Iogurte natural do Pierre 182

JANTARES COMPLETOS
Filé-mignon com risoto de alho-poró 184 • Frango ao curry com leite de coco e arroz 185 • Macarrão ao sugo com manjericão e presunto cru 186 • Fritada de espinafre da Heloisa Bacellar 187 • Filé de peixe com abobrinha gratinada e batatinhas 188 • Salmão com cuscuz marroquino e legumes 190 • Filé-mignon suíno com cebola e tomate 191 • Macarrão gratinado com salada verde do Christophe Deparday 192 • Bisteca de porco com shoyu e arroz 193 • Oyakodon: frango com arroz do Paul 194 • Macarrão ao salmão da Audrey e da Alexandra 194 • Macarrão à bolonhesa do Victor 195 • Macarrão ao molho de tomate da Emilie 196 • Risoto rápido de camarão ao alho e óleo 197 • Ervilhas com ovos escalfados 198 • Canelone de peixe 199 • Coroa de arroz com atum 200

MOLHOS, PASTAS E PATÊS
Molho de iogurte natural com limão e ervas picadas 201 • Maionese com ketchup 201 • Pasta de pimentão vermelho 201 • Patê de sardinha 202 • Patê tipo tapenade 202 • Homus 202 • Pasta de atum 202 • Babaganush express com pão sírio 203 • Meu guacamole rápido e delicioso 203 • Rillette de sardinha à la Caroline Rostang 204 • Molho branco rápido 205 • Molho de salada de hortelã e citrus 205 • Molho provençal 205 • Molho tipo chimichurri argentino 206

SALADAS
Salada de cenoura com maçã ou passas 206 • Tabule de cuscuz marroquino 207 • Salada caprese: tomates com muçarela e manjericão 208 • Salada de beterraba 208 • Salada refrescante de abobrinha com ricota e hortelã 209 • Salada niçoise 209 • Salada de quinoa da Gisele 210 • Salada de abacate 211 • Salada de feijão-fradinho com atum 212

CALDOS E SOPAS

Caldo de legumes express 213 • Gaspacho 213 • Sopa de abóbora 214 • Sopa de cenoura da Véronique 215 • Gaspacho com creme de queijo parmesão da Béatrice 215 • Creme de beterraba 216 • Gaspacho de morangos da Laetitia 217

PEIXES E FRUTOS DO MAR

Moqueca express 218 • Ceviche express 219 • Robalo à moda de Marselha da Fabienne 220 • Chuchu com camarão da Florinda 221 • Chipirones da Jaqueline 222

CARNES E AVES

Hambúrgueres à moda da Elsa 222 • Bisteca de porco com champignon 223 • Vitela com molho branco tipo blanquette 224 • Frango com páprica da Murielle 225 • Frango com azeitonas da Anne 226 • Kai yang (frango tailandês com alho) da Mei 227 • Frango com salsinha 227 • Frango ao Brás 228 • Empadão de frango 229

LEGUMES, VERDURAS E PRATOS VEGETARIANOS

Oeuf cocotte com champignon 231 • Batata gratinada tipo gratin dauphinois 232 • Gratinado de abobrinhas da Catherine 232 • Flan de legumes da Véronique 233 • Suflê de queijo da Sylvie 234 • Refogado de pupunha (estouffade de palmiste) do François 235

SOBREMESAS

Crepe francês 236 • Muffins de farelo da Ruth (também conhecidos como bolinhos da mamãe com pressa) 236 • Bolo de cenoura da Julia 238 • Bolo de iogurte da Caren 238 • Bolo de chocolate da Ophélie 239 • Bolo de chocolate gelado da Séverine 240 • Bolo de iogurte português 241

Depoimentos 242
Agradecimentos 250
Recursos 252
Referências bibliográficas 253

PREFÁCIO
À NOVA EDIÇÃO

Quando, em 2014, foi publicada a primeira edição deste livro, eu não estava preparada para o efeito que ele teria nas pessoas. Eu sabia que a minha mensagem era importante, mas não tinha certeza de que seria ouvida.

Na verdade, preciso confessar: durante o processo de escrever e publicar o livro, senti muito medo. "Como posso escrever um livro criticando tudo o que aprendi na faculdade?", pensei. Temia a rejeição dos meus colegas e dos profissionais de saúde de maneira geral. Mas eu tinha me conformado de que não ia mudar a cabeça dos profissionais; aliás, essa foi a principal motivação para focar no público geral.

Pensei em todos aqueles pacientes, amigos e até familiares que chegaram a mim se sentindo cansados, sem esperança, com muitos problemas de autoestima e a percepção de estarem engordando. Eu queria ajudar as pessoas a entender que é normal fracassar na dieta e que voltar a engordar não é culpa da falta de disciplina, é o natural do corpo. Mas essa não é uma mensagem muito popular entre os profissionais que estudam e prescrevem dietas.

Por isso, fiquei espantada – mas muito feliz! – ao ver a reação positiva dos nutricionistas e dos profissionais de saúde, inclusive psicólogos, médicos e outros terapeutas. Vários profissionais me escreveram dizendo que coloquei em palavras o que eles estavam percebendo e que recomendavam o livro a seus pacientes. Inclusive uma equipe da Universidade de São Paulo, coordenada pela querida Fernanda Scagliusi, pesquisando sobre tratamentos de obesidade sem dieta, resolveu entregar o livro aos pacientes como parte do protocolo de tratamento. E o artigo científico da nutricionista Mariana D. Ulian publicado na revista *Nutrition and Health* traz *O peso das dietas* entre as referências bibliográficas.

Também fiquei sabendo de muitas faculdades de nutrição que decidiram adotar o livro e indicá-lo aos alunos. Estou torcendo para que as novas gerações de profissionais já saiam da faculdade cientes de que as dietas restritivas podem fazer mais mal do que bem, que não configuram o melhor tratamento para pacientes obesos ou diabéticos e que podem até desencadear um comer transtornado.

Mesmo assim, são os relatos das pessoas comuns que mais me comovem e me motivam. Diariamente, recebo dezenas de e-mails com pedidos de ajuda de pessoas que não sabem mais o que fazer para emagrecer ou para ter uma relação mais saudável com a comida – e consigo mesmas. São pessoas que sofrem para lidar com algo muito básico e cotidiano, e privam-se de um prazer essencial: comer. Felizmente, recebo também depoimentos lindos de leitores que conseguiram começar um processo de mudança na relação com a comida depois de ler o livro. Desde 2014, foram centenas de mensagens com agradecimentos, depoimentos, elogios. Aliás, um desafio desta nova edição foi selecionar algumas para incluir no livro (veja Depoimentos, a partir da página 242).

Após o lançamento da primeira edição, cresci muito, tanto pessoal quanto profissionalmente. Ganhei mais confiança em mim e na minha missão. Dei entrevistas e palestras, continuei atendendo em consultório, pesquisando sobre neurociência do comportamento alimentar e, como sempre, estudando nutrição. Hoje estou com um projeto para orientar nutricionistas e profissionais de saúde seguindo essa abordagem sem dieta. Nesse intervalo de tempo, conheci muita gente – mulheres, homens, adolescentes, pessoas de todas as idades e com realidades de vida muito distintas. E, apesar da diversidade de histórias, ficou ainda mais evidente para mim como uma relação complicada com a comida tem o poder de afetar muito a qualidade de vida das pessoas e também de suas famílias. Isso precisa mudar. E com urgência!

É por isso que estou muito satisfeita em lançar esta nova edição revista e atualizada. No primeiro encontro com a nova editora do livro, eu disse logo: "Não quero mudar nada, este livro não recebeu críticas!" Mas é claro que acabamos fazendo algumas mudanças e atualizações. Incluí casos inéditos e mais receitas – inclusive alguns pratos de chefs franceses e brasileiros que convidei para contribuir para o livro. Há também mais informação para os leitores, com base nos estudos e recomendações que surgiram desde 2014.

Do ponto de vista acadêmico, saíram várias publicações importantes que confirmam as três dicas que são os pilares do meu livro (veja Referências bibliográficas, a partir da página 253):

1. **Diga não às dietas:** Em agosto de 2016, saiu na renomada revista *Pediatrics* uma diretriz da Academia Americana de Pediatria para a prevenção da obesidade e de transtornos alimentares em adolescentes afirmando que o maior fator desencadeador de ambos era fazer dieta restritiva. Foi a primeira vez que vi médicos se posicionarem oficialmente contra dieta restritiva e fiquei muito feliz.

2. **Coma comida de verdade:** Em novembro de 2014, na mesma época em que eu lançava a primeira edição deste livro, o Ministério da Saúde divulgou o novo *Guia alimentar para a população brasileira*, coordenado pela equipe do professor Carlos Monteiro, considerado pioneiro ao incentivar um comer "mais verdadeiro e menos industrializado". Um estudo brasileiro, da mesma equipe, publicado em dezembro de 2015, com dados de mais de 30 mil pessoas, concluiu que a disponibilidade de alimentos ultraprocessados está associada a um maior risco de excesso de peso e obesidade, independentemente da quantidade de calorias ingeridas. Em janeiro de 2016, o mesmo grupo de pesquisadores brasileiros ainda elaborou a classificação NOVA, que está sendo usada mundialmente para avaliar o grau de processamento dos alimentos.

3. **Cozinhe:** Pesquisadores de Harvard analisaram dois grandes estudos – que totalizam mais de 100 mil pessoas – e observaram que consumir refeições feitas em casa reduz o risco de obesidade e de desenvolver diabetes do tipo 2. Concluíram então que cozinhar é a melhor forma de prevenir obesidade e diabetes do tipo 2. Então vamos cozinhar mais?

Fico feliz em constatar que está acontecendo uma revolução no modo de enxergar a nutrição, com base na nutrigenômica, na neurociência e na nutrição comportamental. Essa nova abordagem defende comer melhor, e não menos, e a importância do prazer de comer; a resposta não é fazer dieta, mas cuidar igualmente do aspecto psicológico e da parte fisiológica do comer. Nesse sentido, *como* comer é tão importante quanto *o que* comer. Isso vai totalmente ao encontro da mensagem deste livro.

Seja você um novo leitor ou alguém já familiarizado com minhas ideias – seja pelo livro ou pelas redes sociais –, desejo uma boa leitura e, sobretudo, *bon appétit*!

INTRODUÇÃO

"Faço dieta e emagreço, mas depois de um tempo não consigo manter a disciplina. Ganho todos os quilos que perdi e, às vezes, até mais."

"Não consigo emagrecer; é impossível para mim. Não tenho força de vontade."

"Quero comer certinho, mas minha fome é enorme e difícil de controlar."

"Não sei mais o que comer por causa de todas as informações que leio e escuto sobre nutrição. Isso me deixa estressado!"

Você se reconhece nessas vozes? Você quer emagrecer? Quer mais controle sobre seu corpo?

Imagino que sua resposta tenha sido sim, considerando que resolveu ler este livro. E você não está sozinho. Emagrecer virou uma obsessão na nossa sociedade. Hoje, o recado que recebemos de todos os lados – jornais, revistas, televisão, profissionais de saúde, vizinhos – é que o corpo é modelável, que podemos ter o tamanho e a aparência que desejarmos e que isso é só uma questão de controle e investimento.

Se você estiver "acima do peso", é provável que tenha experimentado fazer dieta ou mudar o estilo de vida, sem grandes ou duradouros resultados. Mas isso não significa que você seja um fracasso nem que sua força de vontade ou sua disciplina sejam insuficientes. Na verdade, se isso aconteceu, é sinal de que você é um ser humano normal. É natural fracassar na dieta restritiva.

Calma que eu vou explicar.

As dietas restritivas "funcionam" no começo, ou seja, a pessoa que faz dieta em geral consegue emagrecer. Mas dificilmente consegue manter esse novo peso. As pesquisas apontam que entre 90% e 95% das pessoas voltam ao peso inicial ou ganham mais peso. A indústria de dietas argumenta que você voltou a engordar porque não teve disciplina ou autocontrole. É uma justificativa muito fácil e cômoda para eles: você é que falhou, não foi a dieta que não funcionou! Mas, se quase todo mundo "falha", o problema deve estar na dieta, e não na pessoa, certo?

Tratei de pessoas que gastaram fortunas para se submeter a algo que não é muito diferente de tortura física (as privações) e psicológica (autoestima reduzida a quase nada). O meu primeiro trabalho é fazer essas pessoas entenderem que não são fracas e recuperarem a autoestima. Não é uma questão de falta de força de vontade. É o cérebro que simplesmente não deixa.

Oscilar de peso várias vezes no intervalo de um ano passou a ser visto como algo normal, porém o corpo não entende assim. O normal de um ser humano que se alimenta bem seria manter um peso estável, ganhando um pouco mais gradualmente com o passar dos anos (sem contar o período de gravidez, é claro). O nosso metabolismo foi formatado ao longo de milhares de anos, quando a falta de comida era comum, e a busca por ela, uma atividade prioritária. Quem sobrevivia naqueles tempos era quem tinha gordura. Ainda hoje, o cérebro enxerga a gordura como proteção.

Portanto, quando você faz dieta e emagrece, seu cérebro não percebe a perda de peso como um sucesso de beleza, mas como um grande perigo. Por isso, desenvolve mecanismos de adaptação para protegê-lo. Veja só o que acontece: seu cérebro vai aumentar o apetite, diminuir o metabolismo e fazer com que a obsessão por alimento se torne cada vez maior, justamente para que você coma e não corra nenhum risco de perder gordura. Santo cérebro, sábio cérebro!

> *Fazer dieta restritiva é uma das coisas que mais assustam e estressam seu corpo e seu cérebro.*

Infelizmente, a guerra contra o corpo só se intensifica. Em vez de cuidar dele da melhor maneira possível, tentamos obrigá-lo a seguir numa direção na qual ele muitas vezes não quer ir porque sabe que não é a mais saudável. Escutamos o tempo todo que precisamos fechar a boca e fazer exercícios; contudo, tanto um quanto outro aumentam o apetite! Claro que devemos ser ativos e fazer atividade física, mas, como tudo na vida, sem exageros e sem nos machucarmos. Quanto a fechar a boca, anos de estudos em ciência da nutrição, nutrigenômica e neurociência me convenceram a ser contra as dietas restritivas. Só para esclarecer: dietas restritivas são todas aquelas que incentivam a diminuição da ingestão de calorias ou a eliminação de grupos alimentares – por exemplo, contando calorias ou deixando de ingerir carboidratos ou gorduras – com o intuito de emagrecer.

E quanto mais eu estudo, mais sou contra.

A mentalidade da dieta que invadiu muitos lares faz com que a maioria das pessoas não tenha mais tranquilidade para comer e, pior que isso, acaba transmitindo essa *neura* para as gerações futuras. Pense na vida das crianças de hoje: não fazemos mais refeições juntos, comer não é mais uma prioridade ou um prazer, é uma necessidade, e é complicado, pois precisamos estar sempre atentos e tomar muito cuidado porque o risco de engordar é muito grande. Essas crianças enfrentam um grande estresse diante da comida e do peso já na infância. Que adultos serão?

Somos bombardeados com dicas de nutrição e de alimentos supostamente milagrosos, que vão mudar nossa vida e auxiliar o emagrecimento. E, muitas vezes, recebemos informações alarmantes sobre alimentos ruins que, se forem ingeridos, colocarão nossa saúde em risco. Com a tecnologia disponível hoje, um volume maior de dicas e atitudes totalmente erradas e nocivas se espalha por todos os lados. Esse terrorismo da nutrição, que demoniza alimentos e vem apoiado num discurso supostamente científico – mas que, muitas vezes, não passa de pseudociência –, é o que chamamos de "nutricionismo", termo cunhado por Gyorgy Scrinis, professor de Política Pública de Alimento e Nutrição na Universidade de Melbourne, Austrália, a partir da junção de "nutrição" e "cientificismo", crença em que tudo se explica pela ciência. Em vez de enxergar comida, enxergamos somente nutrientes.

==Nunca se falou tanto de nutrição e dietas, e nunca a população ganhou tanto peso. Pense bem: há um paradoxo aqui.==

Precisamos retomar a confiança no nosso corpo e resgatar uma consciência maior de como estamos nos sentindo, aprendendo a dialogar com ele. Todos nascemos sabendo fazer isso de maneira perfeita. Ouvindo o nosso corpo, reaprenderemos a cuidar bem dele. E, além de cuidar de nós mesmos, é urgente transmitir essa mensagem às pessoas queridas, especialmente a nossos filhos, netos, sobrinhos e amigos que estão crescendo neste mundo de hoje.

Estudei muito o assunto, juntei provas de como uma dieta restritiva pode assustar o cérebro e acredito que seja meu dever de pesquisadora divulgar essas informações, porque, afinal, fazer dieta virou um estilo de vida na nossa sociedade.

Em 2013, fui convidada a dar uma palestra num Congresso de Cardiologia em São Paulo. O meu tema era "A influência da genética no equilíbrio energético, apetite, peso corporal e adiposidade". Como só tinha 20 minutos para falar, decidi concentrar o discurso em como a falta de nutrientes e energia – também conhecida como "fazer dieta restritiva" – muda o cérebro. Adorei a ideia de me dirigir a médicos, nutricionistas e outros profissionais de saúde para que entendessem que prescrever uma dieta restritiva tem consequências não desejáveis e não é, de forma alguma, uma atitude sem efeito colateral.

Ao chegar a esse grande congresso – que recebeu entre 5 e 6 mil pessoas –, fiquei impressionada com o espaço destinado às indústrias, cujos marketing e publicidade são muito fortes. Quando perguntei onde ficava o salão em que eu palestraria, fui encaminhada para um anexo do prédio do congresso reservado à nutrição e à atividade física. Lá me indicaram um espaço com capacidade para, no máximo, 200 pessoas. O salão estava cheio e fui aplaudida, mas fiquei decepcionada: não era desse jeito que eu ia conseguir alertar os profissionais da saúde sobre os danos da dieta restritiva no equilíbrio fome/saciedade. Também fiquei decepcionada e assustada ao ver como a nutrição é considerada secundária quando se trata da saúde do coração.

Essa experiência no congresso foi o que me levou a escrever este livro e falar diretamente com você. Percebi que minhas descobertas iam demorar a chegar aos profissionais e jornalistas tão acostumados a repetir que é necessário fechar a boca e malhar para emagrecer, que a gordura é ruim e devemos evitá-la, que tudo é uma questão de controle e força de vontade.

Era necessário, e até mesmo urgente, sair da universidade para falar diretamente com as pessoas comuns, usar as redes sociais para mostrar outro caminho, tudo respaldado em pesquisas científicas recentes.

Em dezembro daquele ano, tive a oportunidade de expor as minhas ideias sobre o tema a um público não científico no TEDx Talks, em São Paulo. Também tive 20 minutos para apresentar meus conceitos. Foi um desafio fantástico! Pela primeira vez, me vi diante de um público leigo, diferente daquele a que eu estava habituada, sempre formado por cientistas, médicos, nutricionistas, psicólogos. Precisei modular meu discurso para que ficasse menos técnico mas ainda com o conteúdo das últimas pesquisas científicas. E foi ótimo. (O link da palestra está em Recursos, na página 252).

Sou nutricionista, pesquisadora e ativista, e também sou mãe, amiga e amo comer e cozinhar para pessoas queridas. Escrevi este livro para colocar a minha voz nessa dissonância em que se transformaram as dicas de nutrição e bem-estar, que não só se espalham pelo mundo, mas afetam a saúde de todos nós. Sinto que é minha missão mostrar que estamos no caminho errado. Quero alertar sobre os perigos dessas dietas da moda e sobre a demonização de certos tipos de alimento.

Não estou tentando, com meu discurso, atraí-lo para que siga minhas dicas como se fossem uma nova religião. Meu objetivo é apenas fazer com que você dê mais atenção ao seu corpo, à sua saúde e ao seu bem-estar. É melhorando a alimentação e o estilo de vida que vamos melhorar a saúde, o humor, a libido, a capacidade de concentração, a liberdade incrível que é pensar em outras coisas além do ato de comer. Imagine criar os seus filhos desse jeito, para que eles não precisem lutar contra a balança a vida toda e vivam em paz com a comida.

Neste livro, vou falar do seu corpo, de como ele funciona e de como é maravilhoso. Você deve caprichar ao cuidar dele e não agredi-lo o tempo todo, pois é o único que tem. Seu corpo é sua casa, é onde você vai viver por toda a vida. Você não quer aterrorizá-lo, não é mesmo?

Meu objetivo é ajudá-lo a melhorar sua relação com a comida, para que não tenha culpa diante dos alimentos; quero que coma melhor e com prazer, sem restrição e satisfazendo suas necessidades. Desejo mostrar como é importante escutar seu corpo em vez de obrigá-lo a seguir numa direção em que ele não quer ir. Chamo isso de "nutrição com ciência e consciência".

Comer é uma necessidade básica como respirar, se hidratar, dormir e se reproduzir. Provavelmente por isso a natureza fez dessas funções um prazer, de modo que a privação delas resulte em dor física e sofrimento. O caminho para emagrecer de maneira saudável e sustentável é um só: retomar um dos prazeres mais importantes da vida – o prazer de comer.

==Comer não é só se nutrir. É também uma festa, um ato social, um momento mágico que alimenta o corpo e a alma.==

Estudei durante anos o mecanismo da perda de peso. Fiz doutorado na Faculdade de Medicina da Universidade de São Paulo (USP) no Departamento de Endocrinologia, e escrevi uma tese sobre a parte genética na perda de peso em crianças obesas. Como nutricionista, atendi no meu consultório crianças e adultos. Vendo o comportamento alimentar pouco saudável deles, aprofundei meus estudos e passei a trabalhar com pacientes que têm transtornos alimentares. Hoje sou coordenadora do projeto de genética do AMBULIM – Programa de Transtornos Alimentares do Instituto de Psiquiatria do Hospital das Clínicas da Faculdade de Medicina da USP (HCFMUSP) no Laboratório de Neurociência.

Depois de tantos anos estudando nutrição, saúde e perda de peso, consegui resumir o que aprendi em três regras fundamentais, que servem para todas as pessoas:

1. **Diga não às dietas**.
2. **Coma comida de verdade**.
3. **Cozinhe!**

Como você pode ver, é tão simples que parece inacreditável. No entanto, simples não é sinônimo de fácil. Não é nada fácil se livrar da mentalidade de dieta da nossa sociedade, em que todo mundo se sente no direito de comentar e vigiar o que comemos. Muitos vão falar para você: "Como assim, você está comendo bolo? Você não quer emagrecer?" Da mesma maneira, cozinhar e comer mais alimentos verdadeiros requer, para muitos, uma grande mudança de hábitos e planejamento.

Mas acredite em mim: os resultados valem a pena e a ciência tem confirmado os benefícios de evitar dietas, comer mais alimentos verdadeiros e voltar a cozinhar. Na Parte 1, vou explicar como essas dicas agem de forma integrada, falar um pouco mais sobre o terrorismo nutricional que vivemos e também sobre alguns conceitos novos em nutrição, como o comer consciente e a importância de resgatar o prazer da alimentação.

Na Parte 2, vou dividir com você os sete Segredos da Sophie, desenvolvidos para ajudar meus leitores e pacientes a enxergar peso saudável de maneira mais ampla, e não somente como resultado de "fechar a boca e malhar".

E, por fim, na Parte 3 vou compartilhar dicas, cardápios e receitas deliciosas minhas, dos meus filhos e de amigos queridos a quem perguntei: "O que você faz quando quer preparar um jantar fácil, rápido e gostoso que agrade a família toda?" Tudo isso para que você possa resgatar o prazer de comer e cozinhar.

Espero que encontre neste livro um caminho para fazer as pazes com os alimentos e com seu corpo, resgatando uma relação mais prazerosa e saudável com a comida. E que nunca mais caia na tentação de fazer uma dieta restritiva.

• PARTE 1 •
NÃO SABEMOS MAIS O QUE COMER

Como é difícil saber o que comer, não é mesmo? São tantas opções disponíveis, tantas regras a seguir e tanto medo de engordar que cada refeição pode nos deixar cheios de angústia sobre o que e quanto comer.

Isso sem falar nos modismos que surgem todos os dias, não se sabe bem de onde. Hoje não se pode comer determinado alimento porque ele representa um risco para o coração; mas, se esperarmos um tempo, outro alimento passará a ser o vilão. Depois de mais um tempo, aquele produto que ameaçava o coração agora faz bem. Complicado, não? (É complicado para nós nutricionistas também, acredite.)

Comer virou uma dor de cabeça e, quando procuramos saber mais sobre nutrição, tudo fica ainda mais confuso. Afinal, o que está acontecendo com a nossa alimentação, com a nossa relação com a comida e com o nosso peso?

CAPÍTULO 1
VIVEMOS HOJE UM TERRORISMO NUTRICIONAL

"Alimentação é mais do que a ingestão de nutrientes. Alimentação diz respeito à ingestão de nutrientes, mas também aos alimentos que contêm e fornecem os nutrientes, a como alimentos são combinados entre si e preparados, às características do modo de comer e às dimensões culturais e sociais das práticas alimentares. Todos esses aspectos influenciam a saúde e o bem-estar."

O trecho acima está no Capítulo 1 do *Guia alimentar para a população brasileira* do Ministério da Saúde, publicado em novembro de 2014 e elogiado internacionalmente. Recebido com aplausos por muitos, o guia do Ministério da Saúde é considerado pioneiro. Ele é inovador e muito promissor, pois não foca apenas no nutriente, mas também no *comportamento* e na *qualidade* do alimento mais natural. Ao longo de todos esses anos de estudo, essa é uma das descobertas mais importantes que fiz.

No entanto, no atual discurso nutricional popular, muitos alimentos são demonizados, como, por exemplo, açúcar, manteiga, ovo, chocolate, doces, carboidratos, gorduras em geral e até frutas. E, dependendo da moda da vez, existem os alimentos venerados, perfeitos e que devem ser consumidos, como, por exemplo, açaí, chia, goji berry, quinoa, sal do Himalaia, óleo de coco, etc. (Ou será que eles já saíram de moda?) Sempre há alguns vilões e alguns superalimentos – mas seus nomes mudam de tempos em tempos. (Você provavelmente pensou no ovo, cujo papel, a cada década, se alterna entre vilão e bonzinho, e hoje em dia está como bonzinho, acertei?) Não é de espantar que as pessoas se sintam confusas e estressadas.

Nossas escolhas do que comer se tornam mais complicadas porque comer faz parte do dia a dia. Precisamos comer todos os dias e várias vezes ao dia. Infelizmente, os conselhos conflitantes, a falsa dicotomia dos alimentos "bons e ruins" e a crença de que tudo se resume a calorias – entre outros mitos – resultaram numa relação difícil com a alimentação.

Como chegamos até aqui?

Quero convidá-lo a fazer um breve passeio pela (complexa) ciência da nutrição e falar um pouco sobre como podemos navegar por essas informações com mais tranquilidade. Para que aproveite este livro na sua totalidade, sugiro que esqueça tudo que sabe sobre nutrição, pode ser? Vamos lá.

UM PASSEIO (PESSOAL) PELA CIÊNCIA DA NUTRIÇÃO

No final da década de 1980, recém-formada engenheira agrônoma (e também recém-casada), fui morar em Nova York com meu marido. Fiquei chocada com o ambiente alimentar que encontrei por lá. Havia uma verdadeira guerra contra a gordura: tudo era sem gordura, tudo tinha um rótulo com as informações "baixo teor de gordura" e "sem colesterol". Até na água com gás vinha escrito "sem colesterol"! Você está rindo, não é? Mas veja o que está escrito nas garrafas de água hoje: "sem glúten".

Nasci na França, onde a gordura é parte integral da alimentação e ingrediente central da gastronomia. Conheci alguns parentes que estavam chegando aos 100 anos – e com uma saúde surpreendentemente boa para quem tinha passado por duas guerras mundiais e sobrevivido a uma incrível escassez de alimentos. Talvez por conta dessa experiência, quando voltaram a ter fartura de alimentos, alguns desses parentes passaram a cometer muitos exageros à mesa. E, mesmo assim, eram quase centenários, o que me fez concluir que o modo como viviam e comiam era o certo. Por essas e outras, achei o medo da gordura um absurdo.

Na minha família, qualquer comemoração era motivo para um farto banquete e todos se demoravam horas à mesa degustando pratos com bastante gordura. E eles tinham problemas de peso? Não. Um ganho de peso gradual com a idade, mas nenhuma mudança radical em pouco tempo. Tinham problemas de digestão? Sim. Depois de um lauto banquete, era impossível fazer outra coisa senão tirar uma soneca. Uma simplicidade e uma total adequação para o corpo. Provavelmente, depois disso, demoravam a comer de novo.

Mas, voltando à minha chegada a Nova York: o que me assustou foi aquela certeza sobre o que era bom e o que era ruim em termos de comida. Eu nunca tinha visto aquilo antes. Esse foi o momento em que fui apresentada ao "nutricionismo", embora só fosse usar o termo muitos anos depois.

Não gostei desse potencial perigo que significava comer; fui criada numa cultura que oferecia muita segurança em relação aos alimentos: era possível comer tudo com moderação. Por isso, não segui esse movimento, que considerei exagerado. Além do mais, os alimentos sem gordura eram muito ruins, tinham gosto de papelão. Certo dia comprei por engano alguns produtos sem gordura e joguei fora de tão sem gosto que eram!

Eu gosto de comer. Comer bem faz parte do meu equilíbrio. Passar manteiga no pão do café da manhã é sagrado. Repito: a segurança que eu tinha em relação aos alimentos vinha da minha cultura, afinal, meus bisavôs, que tive a sorte de conhecer, morreram quase centenários e minha genética é próxima à deles. Não vou errar se comer como eles, não é? (É interessante ver a reabilitação da gordura acontecendo agora, depois de tantos anos. Provavelmente, foi um dos maiores erros da nutrição. Vou falar mais sobre isso adiante.)

Minhas amigas americanas se questionavam muito sobre a parte nutricional da comida e eu ficava impressionada com o conhecimento técnico delas. Elas consideravam a composição do alimento mais importante do que o sabor, e isso era muito diferente da minha vivência.

Essa experiência nos Estados Unidos, onde vivi por nove anos e fui abençoada com quatro filhos, me motivou a voltar a estudar nutrição. Por um lado, para entender o que é comer bem, por outro, para compreender essa ciência. Afinal, todas as regras de que tinha ouvido falar me deixaram um pouco confusa e eu queria ter mais clareza sobre esse tema fascinante.

Entrei para a ciência da nutrição com cautela, decidida a continuar gostando de comer e a verificar e procurar a comprovação de tudo o que me fosse apresentado como ciência exata ou verdade absoluta. Essa mudança para outro país, com outras regras, me fez compreender que cada lugar tem abordagens e perspectivas próprias. Por isso, resolvi estudar nutrição na França.

Aprendi a contar calorias e estudei os nutrientes, macronutrientes, micronutrientes. Aprendi também bioquímica, fisiopatologia e técnicas culinárias – tudo ao mesmo tempo. Simultaneamente a essa graduação em nutrição, fiz uma especialização com médicos franceses em doenças da nutrição, com uma abordagem diferente e mais voltada ao estudo do metabolismo e das doenças. Eram outras formas de compreensão e, às vezes, outros métodos. Duas visões diferentes e, de novo, eu ali no meio, percebendo que não existe apenas uma verdade.

==Nutrição não é uma ciência exata. Nutrição é biologia, e não física.==

Passamos por outra mudança quando meu marido aceitou uma proposta de trabalho no Brasil. Chegamos aqui em 2000 e, apesar de não falarmos português, nos acostumamos rapidamente e gostamos muito. Mais um país, outra língua e outra cultura alimentar.

Enquanto esperava a revalidação do título de nutricionista no Brasil, para poder atender pacientes, resolvi continuar estudando. Queria conhecer melhor o mundo científico nutricional brasileiro. Tive muita sorte ao ser convidada para trabalhar como pesquisadora visitante pela Dra. Sandra Villares, do laboratório de doenças metabólicas do grupo de obesidade da USP, com a equipe do Dr. Alfredo Halpern. Foi uma experiência muito rica e interessante ter grandes pesquisadores ao meu redor. Lá, comecei a me aproximar da genética. Fiquei cativada, porque, afinal, somos todos diferentes.

O encantamento com a genética foi tão grande que me levou ao doutorado. Minha pesquisa, feita no Laboratório de Endocrinologia da USP, envolvia estudar a influência da genética na resposta das crianças à perda de peso e ao desenvolvimento de doenças ligadas à obesidade. Ou seja, qual é a participação da genética na obesidade e na perda de peso? Observamos resultados interessantíssimos sobre o fato de que as crianças obesas, apesar de mudarem o estilo de vida durante seis meses, não são iguais diante da perda de peso ou de doenças. Devido a fatores genéticos, a perda de peso é mais ou menos fácil; não é só uma questão de força de vontade ou disciplina, também é uma questão do metabolismo de cada um. Não somos iguais perante a perda de peso.

Por isso resolvi me especializar no campo da nutrigenômica.

O que é nutrigenômica?

É a ciência que estuda como a alimentação interage com a genética. Os alimentos contêm nutrientes e compostos bioativos que atuam como fatores capazes de modificar o metabolismo. Isso pode mudar a maneira pela qual os nossos genes se expressam. Basicamente, essa ciência estuda como os alimentos "conversam" com os genes. É isso mesmo, você leu certo.

O DNA é um material fixo e determinado para a vida inteira. Isso é verdade, mas os genes se expressam de maneiras diferentes no nosso metabolismo ao longo da vida. Essa expressão é muito sensível ao meio (alimentação, atividade física, estresse, poluição, etc.). Gosto de usar a seguinte frase elucidativa: os genes carregam a arma e o meio ambiente puxa o gatilho.

==Os alimentos são informações; não são só calorias!==

O professor José Ordovas, da Tufts University, em Boston, nos Estados Unidos, com quem colaborei durante meu doutorado, diz: "Alimentação é o principal fator ambiental na modulação da expressão gênica." Ou seja, entre todos os fatores que afetam nossa genética, a comida é o principal. Veja só a importância de escolher qualidade quando se come e não prestar atenção apenas nas calorias.

O poder do alimento é incrível. A qualidade da sua alimentação é capaz de modular a expressão de alguns dos seus genes e colocar seu metabolismo em risco, ou, ao contrário, uma mudança de estilo de vida pode ajudar a reverter algumas alterações do seu metabolismo. Estamos falando de reverter certos casos de obesidade, de diabetes do tipo 2 não insulinodependente, ateroma (placas nas artérias), câncer, doenças autoimunes, etc. É inacreditável!

Essa nova ciência está demonstrando que ninguém é igual e que não é possível saber de maneira exata de que um indivíduo precisa para atingir sua saúde máxima. Cada pessoa é diferente, mas os conceitos da nutrição atual se basearam em estudos com populações grandes, então precisamos ser cautelosos com as regras rígidas e revê-las. Mas tenha cuidado com as vendas de dietas personalizadas; a ciência ainda não chegou lá.

Até algumas décadas atrás, a genética se concentrava em entender a leitura dos genes. Em 2003, o primeiro genoma humano foi inteiramente decodificado. Uma notícia sensacional quando se pensa que, 50 anos antes, em 1953, Watson e Crick desvendaram a composição do DNA, uma codificação de quatro bases. A decodificação do genoma humano revelou que temos aproximadamente 25 mil genes!

Para tornar a vida dos cientistas ainda mais complexa, descobriu-se outro genoma que interfere na saúde: o ecossistema intestinal ou microbioma, composto por microrganismos como as bactérias. O microbioma é muito complexo, variado e mutável. Um estudo recente da Universidade da Califórnia não só confirmou a relação entre bactérias intestinais e a alimentação, mas sugeriu que a flora intestinal tem um impacto real sobre humor, saciedade e desejos, o que por sua vez pode modular o peso e até levar à obesidade.

Com o avanço dos estudos sobre genética, ficou claro que só a leitura de genes não era suficiente para entender o que estava acontecendo no corpo humano e não explicava, por exemplo, como gêmeos idênticos desenvolviam diferenças (usar óculos ou não, apresentar doenças crônicas ou não, etc.).

Por exemplo, gêmeos idênticos ingleses, separados ao nascer, foram reunidos após 50 anos e eram duas pessoas totalmente diferentes: QI, corpo, metabolismo e até altura – um tinha 10 centímetros a mais! Eles levaram vidas muito diferentes: um foi adotado por uma família que lhe deu amor, boa alimentação e estabilidade. O outro viveu de abrigo em abrigo, foi maltratado, passou fome e sofreu abusos. Eram dois homens diferentes apesar de terem o mesmo DNA. Isso mostra como o estilo de vida pode impactar nosso corpo e nossa saúde.

Nosso DNA não é nosso destino. Temos a possibilidade de melhorar o estilo de vida para sermos a melhor versão de nós mesmos. Essa é uma ótima notícia. E a alimentação é muito importante aqui: *o que*, *quanto* e *como* comemos.

==**Os alimentos contêm nutrientes e compostos bioativos que atuam no nosso metabolismo e podem mudar a maneira como os nossos genes se expressam.**==

A comprovação de que os alimentos conversam com os genes mudou radicalmente minha visão da nutrição. Encontrei a explicação para o fato de o excesso de *junk food* ou alimentos ultraprocessados ter o poder de alterar nossa saúde, mesmo que a pessoa só ingira poucas calorias. A qualidade do que comemos é muito importante. A nutrigenômica também pode ajudar a explicar por que algumas pessoas comem pouco e engordam ou, ao contrário, comem muito e não engordam.

Hipócrates, que viveu há mais de dois mil anos na Grécia e é considerado o pai da medicina, supostamente falou: "Que seu remédio seja seu alimento e que seu alimento seja seu remédio." Agora, com a nutrigenômica, entendemos melhor o poder do alimento e como essa frase é verdadeira. Antes de continuar, quero deixar claro que, ao contrário do que algumas pessoas falam, isso não significa que o alimento seja seu único remédio. Não é isso. A alimentação é um grande determinante da nossa saúde, mas não é a única coisa capaz de nos curar, pois hoje em dia temos à disposição remédios farmacêuticos de grande qualidade.

O importante é saber que alguns genes se expressam ou não de acordo com o que se come e a forma como se vive. O que afeta a expressão do gene? Muitos fatores: o meio ambiente, o estresse, a poluição, o sono, os medicamentos, o estilo de vida... E a alimentação é o fator que mais influencia a expressão dos genes.

Ficou ainda mais claro para mim que o corpo é um sistema extremamente complexo. Estamos longe de entender como o corpo humano funciona e o que devemos comer para conseguir a saúde máxima. Disso sempre tive certeza. Então como ter convicção para prescrever uma dieta a uma pessoa? Como podemos calcular uma dieta para pessoas tão diferentes?

Ao estudar o perfil genético de crianças obesas e a influência da genética na perda de peso, comprovei que não somos todos iguais quando se trata de peso. Não é só uma questão de fechar a boca e fazer atividade física. Não é só uma questão de força de vontade e disciplina. Há muito, muito mais!

Vi crianças com a maior vontade do mundo que tentavam emagrecer e não conseguiam. Vi outras, menos atentas, emagrecendo sem fazer muito esforço. Qual era a diferença entre elas? Como ajudá-las a emagrecer? Observei também crianças com um comportamento alimentar muito desequilibrado, que perdiam o controle diante dos alimentos, comiam escondidas ou temiam certos alimentos e tinham dificuldade de saber o que era fome e saciedade. Isso me levou a estudar o comportamento alimentar na psiquiatria, com pacientes que sofriam de transtornos alimentares, e entrar no mundo da neurociência.

Para poder ajudar as pessoas a se relacionar melhor com a comida, é preciso entender não só de nutrientes, calorias, nutrigenômica, mas também de comportamento humano.

A contribuição da neurociência

O ganho de peso foi intensamente estudado e até agora não se chegou a um consenso. O que se sabe é que o cálculo de calorias não é suficiente para explicar o ganho de peso e muito menos para possibilitar a perda de peso.

==Nós não somos máquinas: somos seres vivos com vontades, sentimentos e comportamentos alimentares.==

É normal festejar comendo e é normal comer mais em eventos sociais. Nosso corpo aguenta bem o excesso se ele não for cotidiano; um exagero de vez em quando não vai fazer você ganhar quilos instantaneamente. O ganho de peso é um mecanismo complexo que reage a muitas informações; a caloria é só uma delas.

É aqui que entra a neurociência, que está nos ajudando a entender o complexo comportamento humano.

Até pouco tempo atrás, o estudo do cérebro era difícil e limitado a conversas e observações do comportamento dos pacientes. Depois veio a era das imagens do cérebro, a ressonância magnética, com fotos das áreas iluminadas quando esta ou aquela zona do cérebro era ativada. Essas imagens ajudaram muito no desenvolvimento da neurociência e a nos fazer entender que o cérebro é o maestro do corpo.

==O cérebro controla tudo: as emoções e também a fome, a saciedade e o peso (se aumenta ou não). O comportamento é muito importante.==

Para simplificar, podemos dizer que o cérebro tem duas partes diferentes: a cortical (córtex), que é a parte racional, educada e que toma decisões, e a primitiva, que é a parte "animal", mais instintiva, e que, na verdade, é nosso piloto automático e controla mais de 80% dos nossos atos e comportamentos. Essa parte "animal" cuida da nossa sobrevivência e não temos muito controle sobre ela, mas pode ser vista como nosso anjo da guarda.

A neurociência lançou muita luz ao comportamento alimentar, à imagem corporal (como a gente percebe nosso corpo) e também explicou por que preferimos certos alimentos a outros. Há cerca de 10 anos, descobriu-se, por exemplo, que o açúcar toca num receptor de recompensa no cérebro, por isso todo ser humano gosta de açúcar. A gordura também está associada a recompensa.

É interessante notar que nosso cérebro foi formatado após milhares de anos de evolução num ambiente no qual a gordura, o açúcar e o sal eram muito raros. Havia pouca gordura disponível nos alimentos; ela vinha principalmente dos animais selvagens caçados. O açúcar vinha principalmente das frutas, que obedeciam às estações do ano e só estavam disponíveis para consumo esporadicamente.

É provavelmente por isso que nosso cérebro ainda dá muito valor a esses nutrientes. O problema é que agora há uma superoferta de açúcar, sal e gordura, especialmente pelos alimentos industrializados chamados ultraprocessados, e nosso cérebro adora isso. Precisamos aprender a viver neste novo ambiente alimentar.

INFORMAÇÃO NUTRICIONAL INDIGESTA E TERRORISMO

As dicas de dieta estão em todo lugar: desde listas de alimentos com poderes maravilhosos, quase mágicos – por exemplo, o óleo de coco, que se tornou uma panaceia –, a nutrientes que são considerados quase veneno – agora é a vez do glúten, da lactose e da frutose. Isso é nutricionismo, ou seja, lançar um olhar reducionista sobre nutrientes bons ou ruins, reduzindo os alimentos a elementos isolados. Chamo isso de nutrição com terrorismo. Lembre-se de que não existem alimentos bons ou ruins. Essa dicotomia não é saudável. Se quiser saber com certeza se um alimento é ou não bem aceito pelo seu organismo, faça um teste de tolerância com um especialista. Não decida cortá-lo de sua alimentação só porque há uma onda de terror em torno dele.

Somos atacados todos os dias por informações assustadoras sobre o que comer (e o que *não* comer) e ao mesmo tempo bombardeados por uma publicidade pesada de alimentos muito atrativos, muito palatáveis. Isso aumenta nossa ansiedade sobre o que comer.

Este é o nosso mundo moderno: tudo está disponível 24 horas por dia, em qualquer lugar. Não temos mais a preocupação das gerações anteriores de pensar se iam comer ou reservar os alimentos para os filhos. Agora, para a grande maioria, existem abundância de alimentos, supermercados atraentes e geladeiras cada vez mais espaçosas e mais potentes; é só você fazer a escolha certa do que levar para casa. Só que essa escolha não é simples. Afinal, o que comer? Quando comer? Quanto comer? Não somos totalmente donos das nossas escolhas.

As dicas que você recebe da mídia, do médico ou da nutricionista, da academia, da amiga ou vizinha se confundem e, às vezes, são contraditórias. A informação das revistas é, na maioria das vezes, sensacionalista, simplificada ou explicada por uma pseudociência, ou seja, a mensagem não é tão precisa e pode incentivar comportamentos pouco saudáveis. O tempo todo você é avisado de que precisa controlar a alimentação, decretar guerra ao açúcar, ao glúten, à lactose, e tudo isso cercado de produtos muito gostosos, mas que você não deve comer porque supostamente engordam ou fazem mal.

Estamos o tempo todo tentando reduzir o que comemos e sendo atraídos pelos alimentos muito prazerosos (proibidos) e disponíveis em qualquer canto do país.

O problema é que resistir a esses alimentos é difícil, porque eles dão muito prazer. Só que, como são proibidos, ao decidir comê-los você pode ter a tentação de consumir muito de uma vez e, ainda por cima, com culpa. É como se fosse um tipo de despedida. E, nessa situação, o pensamento é: "Já que comi um e estraguei a minha dieta, vou fazer uma despedida e amanhã voltarei à dieta e farei tudo certinho." O famoso "já que". Isso gera mais culpa e baixa autoestima, pois você acredita que não tem força de vontade nem disciplina.

Parece alguém que você conhece? Claro que sim, porque isso é o comportamento normal do ser humano. É neurociência, pura e simples.

O excesso de informação mata a informação, e a má informação – a informação errada ou simplificada – pode gerar muito medo.

A culpa não é só da indústria do emagrecimento. O problema também é que somos impacientes, exigentes e queremos resultados rápidos. Geralmente, nos lembramos de ter perdido peso de maneira rápida na primeira dieta e continuamos pensando que, como conseguimos um dia, por que não outra vez? Seguimos procurando repetir esse momento do passado.

Mas nosso corpo também tem memória e não vai permitir que se perca tão facilmente o peso desejado porque, lembre-se, para ele, perder peso é um perigo. Por isso, cada vez que se tenta emagrecer de novo, fica mais difícil, e, nessas tentativas, o corpo pode engordar mais.

Essa procura pela dieta milagrosa ainda existe porque internalizamos o conceito errado de que o corpo pode ser manipulado e modelado como se desejar. É só uma questão de dinheiro, tempo, conhecimento e disciplina.

Esse é um problema de educação e informação. Fomos educados para acreditar que o corpo responde a uma simples lei da física: o peso é simplesmente resultado de um cálculo de calorias. Hoje vemos que esse conceito é errado porque simplificou demais nossa biologia.

Emagrecer tem sido "vendido" como algo simples, como se bastasse "comer menos" ou "seguir a dieta tal". Esse estilo de vida, ou obsessão, em busca da magreza gira em torno da crença em que é possível ter o "corpo perfeito" com controle e conhecimento de nutrição. Só que não é assim.

Não podemos modelar nosso corpo como queremos. Precisamos dançar com ele, não controlá-lo. Quanto mais o obrigamos a seguir numa direção em que ele não quer ir, como perder peso rapidamente, aumentar demais a musculatura, consumindo suplementos para mudar a aparência ou para "desintoxicar", por exemplo, mais nosso cérebro se sente agredido e acredita que estamos correndo perigo. E com isso aciona um sistema de adaptação, para nos proteger do meio ambiente perigoso, que o faz engordar! E isso é o contrário do que queremos nesta sociedade que venera a magreza. E o que ganhamos com isso é o que já falei: sofrimento, culpa, baixa autoestima e sensação de fracasso. Afinal, as histórias de sucesso são muitas, é tudo tão fácil, por que *eu* não consigo?

Esquecemos que o que é contado são as histórias de sucesso de curto prazo e que dificilmente alguém conta sua história de fracasso. Além disso, são poucas as pesquisas dos efeitos das dietas a longo prazo. Os vendedores de dietas falam de resultados a curto prazo. Lembre-se: 95% das pessoas que emagrecem rapidamente com uma dieta restritiva voltam ao peso inicial ou ganham ainda mais peso. Cadê as histórias de fracasso?

É uma enorme ilusão ficarmos com essas imagens de sucesso de pessoas que perderam peso de forma tão fácil!

Cada vez mais a nutrição se concentra em modelar o corpo ou auxiliar a beleza, a estética, se tornando a regente da ditadura da beleza. Isso pode, isso não pode, senão você vai ficar feio e fracassar. É isso?

Outro problema bem recente são as redes sociais: a democratização das informações e das dicas de nutrição, que são oferecidas por qualquer pessoa, qualquer blog, de forma simplificada, sempre com ênfase no corpo e no peso. Esse *boom* de dicas nutricionais inadequadas não ajuda e ainda desvia o foco para bem longe da saúde.

É fácil achar programas de dieta pela internet. São baratos, então por que não tentar? Só que eles mexem com a saúde do peso e não existe nenhuma regulamentação sobre eles. Alguns bons profissionais de marketing ganham milhões vendendo programas cujos efeitos na saúde podem ser nocivos. Por isso, cuidado: não existem milagres quando se trata do seu corpo.

Uma ciência que não é exata nem infalível

"Já sabemos quase tudo que precisamos saber sobre como comer, ou soubemos, até permitir que os especialistas da nutrição e os anunciantes abalassem nossa confiança no bom senso, na tradição, no testemunho de nossos sentidos e na sabedoria de nossas mães e avós", diz Michael Pollan, professor da Universidade de Berkeley, nos Estados Unidos.

A nutrição não é uma ciência exata, é biologia.

E precisamos aceitar com humildade que nós, seres humanos, ainda não entendemos tudo e provavelmente nunca entenderemos.

Fico desesperada quando encontro pessoas que, com muita segurança, dão dicas muito rígidas, sem perceberem que nem a ciência nos dá certezas absolutas.

A ciência da nutrição se fundamentou em estudos populacionais, isto é, as diretrizes da nutrição foram estabelecidas após o estudo de centenas ou milhares de pessoas, e, com base nisso, fez-se uma média dos resultados. Mas somos todos diferentes. A nutrigenômica mostra isto: cada indivíduo responde diferentemente a alimentos em função do seu metabolismo.

Diretrizes são importantes quando se trata de saúde pública; precisamos tentar estabelecê-las para a população. Mas quando trabalhamos com nutrigenética, que estuda como a genética de cada um responde à alimentação, entendemos que ninguém funciona da mesma maneira e que uma determinada regra pode produzir até o resultado oposto.

Um dos exemplos mais marcantes dos erros da ciência da nutrição foi a demonização da gordura. Gary Taubes, no livro *Por que engordamos*, explica que tudo começou com o estudo do fisiologista Ancel Keys, nos anos 1950, que mostrou uma associação perfeita entre consumo de gordura e doenças do coração. Esse estudo foi a base de novas diretrizes sobre gordura. *A gordura é um vilão, precisamos reduzir o seu consumo.* Só que depois foi demonstrado que o pesquisador não colocou no gráfico todos os países estudados; na verdade, colocou somente os sete que confirmavam a hipótese. Por exemplo, a França não entrou no gráfico; os franceses comem bastante gordura e não apresentam índices muito elevados de doenças do coração. Quando os 22 países estudados foram considerados, a associação não ficou tão clara, mas as diretrizes para se evitar a gordura já tinham sido anunciadas.

Teve início então um movimento de décadas que mudou profundamente nossa alimentação, a indústria alimentícia, a medicina, a nutrição e toda a sociedade. A mentalidade contrária à gordura afetou a vida de todos nós e alterou muito nossa cultura culinária. Só recentemente a gordura está sendo reabilitada como um nutriente interessante e importante para o equilíbrio – sempre com moderação, claro.

Achei muito interessante que, depois da minha palestra "O peso das dietas" no TEDx Talks, uma das coisas que mais escutei foi: "Fiquei tão feliz com a notícia sobre a manteiga! Agora manteiga não é ruim, podemos comer!"

Podem comer, sim. Ninguém vai sofrer um infarto fulminante ou um ganho de peso expressivo. A manteiga vem da gordura do leite e está sendo usada há milhares de anos pelos seres humanos. Eu sei: algumas décadas atrás as gorduras saturadas – provenientes de animais – foram tachadas como as gorduras do mal e as dicas eram no sentido de evitá-las a qualquer custo.

Mas, no final de 2013, uma pesquisa conduzida pelo Dr. Assem Malhotra e publicada no *British Medical Journal* mostrou que essa demonização da gordura saturada era um mito: com moderação, ela não parece ser tão ruim para o coração. A gordura não é o inimigo quando se trata de doença cardiovascular, ganho de peso, saúde do cérebro e tantas outras questões.

Outra pesquisa, publicada em março de 2014 na revista *Annals of Internal Medicine*, mostrou que as pessoas que consumiram mais gordura saturada (com moderação, claro!) não tinham um risco maior de apresentar doença cardíaca, acidente vascular cerebral ou qualquer outra forma de doença cardiovascular. "Minha opinião sobre isso é que não devemos nos preocupar com a gordura saturada em nossas dietas", disse o Dr. Rajiv Chowdhury, principal autor do novo estudo e epidemiologista cardiovascular do Departamento de Saúde Pública da Universidade de Cambridge, na Inglaterra.

Então como se alimentar para prevenir as doenças cardiovasculares? Os especialistas recomendam que as pessoas com risco dessas doenças sigam uma alimentação mediterrânea. Um grande ensaio clínico de 2013 mostrou que a alimentação mediterrânea, com mais legumes, nozes e azeite de oliva extravirgem, reduziu o risco de ataques cardíacos e derrames se comparada com uma dieta com baixo consumo de gordura e mais carboidratos.

Em agosto de 2017, a famosa revista *Lancet* publicou os resultados do polêmico estudo PURE, que pesquisou mais de 135 mil pessoas de 18 países e observou que a ingestão elevada de carboidratos foi associada a maior risco de mortalidade total, enquanto a gordura total estava relacionada a menor mortalidade total. A gordura total (sem exageros) e os **tipos de gordura não foram associados a doenças cardiovasculares, mortalidade por essas doenças ou infarto do miocárdio**. Os pesquisadores concluíram que as diretrizes dietéticas globais devem ser reconsideradas à luz desses achados.

Mais interessante ainda, o Dr. Malhotra afirma num artigo que, paradoxalmente, os produtos com menor teor de gordura – ou seja, alimentos light – aumentaram o risco de doenças cardiovasculares. Como é possível?

Vou explicar.

A guerra contra a gordura fez com que a indústria alimentícia desenvolvesse novos produtos, os famosos alimentos light, para que as pessoas evitassem a ingestão de gordura. Só que, quando você tira a gordura de um alimento, ele deixa de ser gostoso. O gosto fica parecido com papelão, não é? Então como fazer para dar um gosto bom a esses alimentos e vendê-los? Colocando mais açúcares, farinhas ou xaropes para melhorar o sabor e também dar a eles um aspecto mais interessante. A troca foi muito bem aceita porque deixou o alimento com menos calorias: 1 grama de gordura equivale a 9 calorias e 1 grama de carboidrato equivale a 4 calorias. Dessa forma, passamos a evitar a gordura e a acrescentar carboidratos na nossa alimentação, tudo com a consciência leve de ingerir menos calorias e seguir as recomendações da época.

Se quiser saber mais sobre o papel da indústria alimentícia nessa guerra contra a gordura, recomendo fortemente o documentário canadense *Sugar Coated* (*Doce mentira*, aqui no Brasil), lançado em 2015. Ele mostra como a indústria do açúcar nos Estados Unidos financiou pesquisadores da Universidade Harvard – inclusive Ancel Keys – para proteger seus interesses e culpar a gordura (não o açúcar) pelas doenças cardiovasculares.

Se você ler os rótulos, verá a quantidade de açúcar que é adicionada em praticamente todos os alimentos chamados saudáveis, como iogurte, barra de cereal, molho de tomate, muitos sucos de frutas e até mesmo alguns molhos para salada.

Então é o açúcar que faz mal ao coração?

Uma publicação de fevereiro de 2014 no *Journal of the American Medical Association* mostrou que o açúcar ingerido está ligado a um risco maior de ataque cardíaco e de demência, bem como de outras doenças inflamatórias, resistência à insulina e diabetes do tipo 2, obesidade, problemas de fígado, artrite, redução dos níveis de colesterol HDL, aumento de triglicérides e câncer.

Mas não se assuste: a ideia não é passar a comer muita gordura e cortar todo o açúcar. O Dr. Frank Hu, professor de Nutrição e Epidemiologia na Escola de Saúde Pública de Harvard, alerta que os resultados não devem ser tomados como uma "luz verde" para comer muita carne, manteiga e outros alimentos ricos em gordura saturada. Continua fazendo sentido comer gorduras saturadas com parcimônia, sem exageros. Só não devemos nos enganar cortando gorduras e, para compensar, exagerando no consumo de pão, cereais e outros alimentos que contêm carboidratos refinados, cujo excesso pode piorar a saúde cardiovascular. E vale a pena ficar mais atento ao consumo de açúcar, em especial aos açúcares escondidos nos produtos ultraprocessados (dica: eles geralmente têm nomes estranhos, como xarope de milho, maltodextrina, sacarose, entre outros).

É importante ter moderação em tudo, sem demonizar nenhum alimento!

O Dr. Hu diz ainda: "A abordagem focada nos macronutrientes (carboidratos, gorduras e proteínas) é ultrapassada [...] Acho que futuras orientações dietéticas vão colocar mais e mais ênfase na comida de verdade em vez de oferecer um limite, ou ponto de corte, superior absoluto para certos macronutrientes." A verdade é que na comida de verdade não existe excesso de açúcar ou gordura: tudo vai depender do preparo dos pratos e de como você escolhe cozinhar.

Nem todos os cientistas estão de acordo
Quando estudei nutrição, tive que aprender a calcular calorias. A alimentação estava reduzida às calorias e aos macronutrientes, como proteínas, lipídios e carboidratos. Para obter o diploma de nutricionista, precisei decorar as calorias e a porcentagem de proteínas, carboidratos e gorduras de cada alimento comum e também memorizar todas as doenças e suas respectivas terapias nutricionais. Era muita informação.

Simultaneamente, estudava com médicos franceses as doenças da nutrição e consegui um diploma de especialização. Achei muito interessante ver como a abordagem era diferente. Ao chegar ao Brasil, vi outra abordagem ainda no grupo de Obesidade do Departamento de Endocrinologia da Faculdade de Medicina da USP.

A gordura do corpo era vista como um armazenamento de energia inerte até 1994, quando se deu a descoberta da leptina, hormônio produzido pelo tecido adiposo, ou seja, pela gordura, que contribui, entre outras coisas, para regular o apetite. Isso mudou muito o entendimento da gordura: ela não era mais considerada só energia inerte. Depois disso, foram descobertas centenas de proteínas sinalizadoras produzidas no tecido adiposo, chamadas adipocinas. Hoje a gordura corporal é vista como o maior órgão endócrino do corpo. Veja quantas mudanças ocorreram em 20 anos! É difícil acompanhar.

Quanto mais estudava os hormônios do corpo, mais me questionava sobre quais estavam envolvidos no controle do apetite. A insulina é um hormônio sintetizado no pâncreas e ligado à regulação do peso e do apetite, bem como a leptina. A insulina é vital, promove a entrada da glicose nas células (nosso combustível) e também desempenha um papel importante na regulação da gordura corporal, especialmente visceral – isto é, a gordura na barriga. Portanto, é o carboidrato que mais modula a insulina, que é um hormônio que ativa o armazenamento de gordura. Até pouco tempo atrás, falava-se que era a gordura que fazia engordar e que deveríamos evitá-la; hoje, é o carboidrato.

AS CALORIAS E A PRIMEIRA LEI DA TERMODINÂMICA

O princípio da termodinâmica da conservação da energia é uma lei da física que diz o seguinte: "De acordo com o princípio da conservação da energia, a energia não pode ser criada nem destruída, mas somente transformada de uma espécie em outra." Aprendi essa lei na engenharia e fiquei surpresa ao reencontrá-la quando estudava nutrição.

Segundo esse princípio, somos mesmo o resultado daquilo que comemos menos aquilo que gastamos. Mas uma caloria de carboidrato não é igual a uma caloria de proteína quando o corpo recebe a refeição. O carboidrato e a proteína vão passar por vias metabólicas distintas no corpo e acionar reações diferentes. Mesmo dentro dos carboidratos, a glicose e a frutose não vão ter o mesmo destino. O que importa de fato é a qualidade do alimento, não só a energia dele. Na realidade, o "combustível" que ingerimos vai se transformar em gordura, sangue, energia, osso, cabelo, etc., não apenas em peso a ganhar ou a perder.

Além disso, devido aos hormônios de cada um, o destino dos alimentos não vai determinar em nós as mesmas reações que determinará em nosso vizinho. Portanto, o peso não é simplesmente o resultado do que comemos menos o que gastamos. Precisamos aprender isso e parar de estigmatizar as pessoas que têm excesso de peso como preguiçosas e gulosas.

Esse princípio da física, simplificado ao funcionamento do corpo, fez a ciência da nutrição errar no entendimento de como lidar com a perda de peso. Quando você ouve falar que o peso é o resultado das calorias que ingerimos menos as calorias que gastamos, parece muito simples perder peso: é só fechar a boca e malhar, certo? Agora você sabe que não é bem assim.

Na psiquiatria, aprendi que tudo está na cabeça, que o comportamento e o emocional são muito importantes inclusive no ganho ou na perda de peso. Após todas as coisas que estudei e vivenciei, uso um pouco de tudo no meu consultório. Quando avalio um paciente, sempre olho a parte clínica, seu histórico e também o lado emocional e comportamental. Afinal, não somos só corpo nem só mente: somos um todo.

Imagino que, depois de tanta ciência da nutrição, você deve estar se sentido ainda mais perdido do que quando começou. Calma! Apesar de não ser uma ciência exata, é possível resumir o que se sabe sobre nutrição de forma simples, que pode fundamentar suas decisões na hora de montar o prato.

Costumo dizer assim: a ciência da nutrição é muito complexa, mas comer bem não é tão complicado.

CAPÍTULO 2

DESCOMPLICANDO A NUTRIÇÃO

Se não nos parece interessante orientar nossas escolhas por calorias nem por noções restritivas – como dieta baixa em gordura ou *low carb* (pobre em carboidratos) –, como pensar sobre a nutrição de forma sensata, informativa, mas sem terrorismo nutricional ou dogmas?

Gosto de simplificar e pensar sobre os três grupos de alimentos focando na qualidade ou procedência – isto é, quanto eles se aproximam do estado natural –, e não no conceito da pirâmide alimentar, que é um resquício da era da demonização da gordura.

Não é complicado. Veja só.

OS GRUPOS ALIMENTARES E OS TIPOS DE ALIMENTO

São três os grupos alimentares: construtores, energéticos e reguladores.

Todos os alimentos pertencem a pelo menos um desses grupos. O corpo precisa de variedade para funcionar com seu potencial máximo. Se você respeita esses três grupos na maioria das refeições, não precisa pensar muito, pois está nutrindo bem seu corpo.

Vamos a eles.

- **Energéticos:** alimentos que são fonte de carboidratos e de gordura e fornecem a energia necessária para a realização das funções básicas do organismo. Exemplos de carboidratos: arroz, macarrão, batata, pães, farinhas, açúcar, mel, doces em geral. Exemplos de gorduras: óleos, azeite, manteiga, maionese, etc.

- **Construtores:** alimentos que são fonte de proteínas e promovem o crescimento e a restauração dos tecidos do corpo (músculos, pele, unhas, cabelo, ossos, dentes e órgãos). Exemplos: ovos, carnes de todos os tipos (bovina, aves, peixes e suínos), leite e derivados (iogurte, queijos), leguminosas (feijões, grão-de-bico, lentilha).

- **Reguladores:** alimentos que são fonte de micronutrientes e compostos bioativos, como vitaminas e minerais. As vitaminas e os minerais estão presentes em todas as reações químicas do organismo, são responsáveis pela regulação do seu funcionamento e participam da formação dos ossos e dos tecidos. Exemplos: frutas, verduras e legumes.

Pense no prato tradicional brasileiro, com arroz, feijão, uma carne e legumes. Sensacional, não é? Por que esquecemos isso?

Alguns alimentos podem pertencer a mais de um grupo alimentar. É o caso das oleaginosas (nozes, castanhas, amêndoas), que fazem parte dos três grupos. Um alimento preparado, como uma pizza de muçarela, possui a massa, que está no grupo energético, o queijo, que pertence ao grupo construtor, e o tomate, que é do grupo regulador. Pare de demonizar a coitada da pizza!

Além de conhecer os grupos alimentares, é interessante também considerar a qualidade e o tipo de alimento de acordo com o grau de processamento. O novo *Guia alimentar para a população brasileira* já tinha descrito quatro grupos de alimentos em função dos graus de processamento. Em janeiro de 2016, a classificação NOVA foi publicada pela mesma equipe brasileira e agora é usada mundialmente. Segue um resumo:

- **Grupo 1: alimentos *in natura* ou minimamente processados.** Alimentos *in natura* são, essencialmente, partes de plantas ou de animais, como carnes, verduras, legumes e frutas. Alimentos minimamente processados são aqueles submetidos a processos que não envolvam agregação de substâncias ao alimento original, como limpeza, moagem e pasteurização. Alguns exemplos são arroz, feijão, lentilha, cogumelos, leite, frutas secas e sucos de frutas sem adição de açúcar ou outras substâncias, castanhas e nozes (sem sal ou açúcar), ervas e especiarias, farinhas de mandioca, de milho, de tapioca e de trigo. As massas frescas e secas, quando feitas só de farinha e água, também estão no Grupo 1.

- **Grupo 2: ingredientes culinários processados.** Esses alimentos são usados nas cozinhas das casas ou de restaurantes para temperar e cozinhar alimentos. Em geral, passam por processo de moagem, prensagem ou refino. Alguns exemplos: manteiga, óleo vegetal, açúcar, mel e sal.

- **Grupo 3: alimentos processados.** Esses alimentos são fabricados pela indústria com a adição de sal ou açúcar para torná-los duráveis e mais palatáveis e atraentes. Esse grupo inclui conservas em salmoura (cenoura, pepino, ervilhas, palmito), compotas de frutas, carnes salgadas e defumadas, sardinha e atum em lata, queijos e pães.

- **Grupo 4: alimentos ultraprocessados.** Os ultraprocessados são formulações industriais que geralmente contam com pouco ou nenhum alimento inteiro. Eles contêm aditivos que podem ser considerados cosméticos. Alguns exemplos: salsichas, biscoitos, geleias, sorvetes, chocolates, molhos, misturas para bolo, barras energéticas, sopas em pó, macarrão e temperos instantâneos, "chips", refrigerantes, produtos congelados e prontos para aquecimento, como massas, pizzas, hambúrgueres e nuggets.

Adaptado de: Classificação NOVA, 2016, e *Guia alimentar para a população brasileira*, 2014.

Depois de vários estudos comparando a qualidade alimentar dos diferentes tipos de alimento, as diretrizes são para comer mais alimentos provenientes da natureza – alimentos *in natura* ou alimentos verdadeiros – ou o que algumas pessoas estão chamando de "comida de verdade". Todos esses termos têm o mesmo significado. Um estudo recente da equipe do professor Carlos Augusto Monteiro, da Faculdade de Saúde Pública da USP, mostrou que uma alimentação muito rica em alimentos ultraprocessados tem um efeito de maior risco de ganho de peso, independentemente das calorias ingeridas, confirmando que o consumo desses produtos pode ser um fator de risco de obesidade.

Mas como saber se um alimento é verdadeiro? É simples: são aqueles que você encontra na feira ou na ala de produtos frescos do supermercado, todos provenientes da natureza, que incluem carne, ovos, grãos, castanhas, legumes e frutas.

Quando falo de alimento natural, não estou me referindo aos orgânicos, mas querendo dizer o mais natural possível. Os alimentos orgânicos são produzidos com o auxílio de fertilizantes e pesticidas de origem natural, livres de substâncias sintéticas e, portanto, sem agrotóxicos, o que é muito interessante. Hoje, infelizmente, os agrotóxicos são usados em quantidades absurdas pela agroindústria. O uso dessas substâncias aumentou muito no Brasil e há relatórios que denunciam o perigo dos agrotóxicos para a nossa saúde. É bom comer orgânicos, e recomendo o uso deles quando são de fácil acesso e têm preços razoáveis. Mas ainda são poucos os alimentos orgânicos disponíveis no mercado e a angústia de algumas pessoas para comer exclusivamente alimentos *in natura* e orgânicos pode afetar a saúde e o equilíbrio delas. Isso acaba sendo contraproducente. Se tiver que sacrificar a variedade e o prazer de comer, não compensa.

Aumentar o consumo de alimentos *in natura* fará com que você diminua a ingestão de alimentos mais processados (e também a vontade de consumi-los). Os alimentos industrializados foram desenvolvidos para nos ajudar no dia a dia, mas também para ser bem gostosos e para vender. Eles são carregados de ingredientes como sal, gorduras e açúcares (açúcar, xarope de glicose, xarope de açúcar, farinhas, etc.), que aumentam o prazer de comer. E o nosso cérebro gosta e pede mais!

Mas atenção: hoje em dia vejo uma demonização dos alimentos industrializados, como se fossem veneno, e não concordo. Esse tipo de atitude não deixa de ser terrorismo nutricional e pode levar à ortorexia, um transtorno alimentar caracterizado pela obsessão por "comer saudável". Os ultraprocessados são alimentos e, mesmo sendo processados, não deixam de ser comestíveis e de fazer parte do cotidiano. Lembre-se de reduzir o consumo dos ultraprocessados sem terrorismo; de preferência, consuma-os de maneira ocasional e não dependa deles para viver.

Então, para resumir:

- Coma com variedade, buscando incluir alimentos dos três grupos alimentares (energéticos, construtores e reguladores).
- Procure incorporar mais alimentos verdadeiros nas refeições.
- Trate seu corpo com carinho e qualidade – ele merece!

ADOÇANTES E PRODUTOS DIET OU LIGHT SÃO BONS OU RUINS?

Já disse várias vezes e vou repetir: não acredito em alimentos bons ou ruins. Não sou contra alimentos diet e light. Se é alimento, podemos comer. Claro que alguns têm qualidades superiores às de outros. O que acho importante é mostrar que os produtos light ou diet, bem como os adoçantes artificiais de maneira geral, não são necessariamente mais interessantes do ponto de vista nutricional ou para emagrecer do que suas versões comuns.

Existem centenas de estudos sobre os adoçantes artificiais, como aspartame, ciclamato de sódio, sacarina, etc., e não há evidências irrefutáveis dos supostos malefícios deles. Não os considero potencialmente perigosos, mas também não julgo seu uso benéfico ou interessante.

O uso de adoçantes ou edulcorantes é muito incentivado para emagrecer porque eles têm pouca ou nenhuma caloria. Podem ter zero caloria, mas não têm zero efeito no cérebro! Com seu poder de deixar um gosto doce na boca (de 200 a 800 vezes o do açúcar), acabam enganando o cérebro. Lembre-se: não sou adepta de enganar o cérebro, mas de respeitá-lo e dançar com ele.

Claro que para uma pessoa diabética talvez faça sentido consumir adoçantes e produtos diet, uma vez que ela precisa evitar o excesso de glicose, mas não estou convencida da eficácia deles para quem os usa apenas para não ganhar peso. Na verdade, muitos estudos sobre o efeito dos edulcorantes e adoçantes no centro da fome e da saciedade observam que eles tendem a aumentar a fome e a procura por alimentos doces. Devemos acompanhar as pesquisas de perto porque também há associações de consumo de refrigerantes diet ou light com o aumento do risco de diabetes do tipo 2.

De qualquer forma, reforço minha recomendação de diminuir o consumo de açúcar e edulcorantes, e desabituar o paladar ao gosto doce. Não podemos esquecer que os adoçantes possuem um alto poder dulcificante, que talvez tenha um efeito no cérebro difícil de avaliar agora. Por isso, é melhor reduzir o uso, não é?

Na dúvida, é melhor ficar com o alimento mais *in natura* possível. Em vez de comer o iogurte light ou diet de morango, por exemplo, a opção que me parece mais saudável é o iogurte natural, acompanhado de morangos e com um pouquinho de açúcar. É um alimento mais verdadeiro (menos processado) e vai conversar de maneira diferente com o seu corpo.

Afinal, o açúcar e a gordura viciam?

Não há como negar que o açúcar e a gordura são muito prazerosos. Provavelmente, proporcionam esse prazer porque eram difíceis de conseguir no passado (o que também é o caso do sal). E quando os dois estão juntos, que é o caso do chocolate, temos o máximo de prazer.

Uma pesquisa demonstrou que um bebê recém-nascido já conhece o prazer do açúcar. Basta colocar uma gotinha de água com açúcar na sua boca e ele demonstra imediatamente um estado de bem-estar. Além disso, logo cedo os bebês também demostram que os gostos ácido e amargo não os agradam.

O cérebro e o intestino têm receptores de recompensa para a gordura e para o açúcar e, quando os comemos, sentimos prazer. Sabemos que esse "receptor do açúcar" é o mesmo que o da cocaína. Será que podemos concluir, então, que o açúcar e a gordura possuem um mecanismo viciante – quanto mais se come, mais se quer? Provavelmente existe um mecanismo similar pelo efeito de adaptação, ou seja, a pessoa precisa de uma quantidade cada vez maior para obter o mesmo efeito de prazer. O açúcar parece ter um poder que supera o da gordura. Agora, só para refletir, a música também toca nesse receptor do açúcar e da cocaína e, claro, ninguém fala de vício em música.

Essas notícias sobre o possível poder viciante do açúcar geraram muita polêmica no mundo da nutrição, especialmente sobre se deveríamos ou não considerar o açúcar uma droga. Coitado do açúcar!

Açúcar é um alimento. É verdade que na natureza não é fácil de ser encontrado em quantidade e está sempre combinado com fibras nas frutas, por exemplo. É preciso chupar quase um metro de cana-de-açúcar para se obter a quantidade de açúcar de uma lata de refrigerante, sabia?

Mas, quando uma pessoa corta todo o açúcar de sua alimentação, o risco de ela desenvolver depressão aumenta. Por favor, não fique com medo do açúcar e não tire esse prazer de você nem do seu filho! É muito mais interessante tentar diminuir o consumo e reeducar o paladar a gostar do sabor menos doce para não depender tanto do prazer do açúcar.

==*O prazer também pode vir de alimentos salgados, como um jantar gostoso, e de situações como compartilhar momentos num parque ou realizar uma atividade juntos.*==

Uma curiosidade: não existe nenhum alimento natural que combine açúcar e gordura. Não acredita? Vamos lá: as frutas doces não contêm gordura. Por outro lado, o abacate, que é uma fruta, só contém gordura. No entanto, quando você mistura o açúcar com a gordura, consegue maior prazer! Nisso se baseia a gastronomia, e a indústria alimentícia também percebeu que essa mistura vende bem.

Então como lidar com o açúcar e a gordura?

Minha sugestão é ficar esperto e reeducar o paladar a querer menos doce. Como? Diminuindo pouco a pouco o consumo de açúcar e de adoçantes. Algumas das pessoas que me procuram são capazes de sentir diferença no paladar em relação a açúcar ou doces após três semanas. O gosto pelo açúcar é inato, mas também adquirido de maneira semelhante à dependência quando se consome muito, o que se nota bastante no Brasil. Costumo dizer que o Brasil é um país doce, fazendo referência tanto às pessoas, que são muito doces, quanto ao paladar delas. Portanto, mantenha-se consciente e diminua o consumo sem estresse, e confie no seu corpo. Ele pode se desabituar devagar.

Como todo sistema que implica hábitos, ao retirar todo o açúcar de uma vez da sua alimentação, você pode ter um mal-estar similar a uma síndrome de abstinência, isto é, assustar o cérebro, que está acostumado a receber essa recompensa. Por isso, vá devagar, siga uma reeducação suave e tranquila, e em três semanas já poderá observar os resultados. Você ficará no controle das suas vontades, sem precisar de outra pessoa controlando o que você pode ou não pode comer. Dessa forma, obterá muito mais resultado.

CHOCOLATE É GOSTOSO E FAZ BEM: PODE COMER SEM CULPA (MAS ATENÇÃO À QUALIDADE DO CHOCOLATE)

Se me perguntassem qual é o alimento que dá mais prazer, eu responderia, provavelmente: o chocolate! "Há muito poucas coisas que excitam o cérebro tanto quanto chocolate", disse Eric Stice, do Oregon Research Institute, especialista em neurociência.

Depois da Páscoa de 2014, quando percebi a culpa com que meus pacientes vinham me dizer "Dra. Sophie, comi chocolate na Páscoa...", decidi escrever um artigo para o HuffPost Brasil sobre as razões para não ter culpa ao comer chocolate. Minha resposta aos pacientes era invariavelmente: "É normal comer chocolate na Páscoa!" O chocolate foi demonizado, mas hoje várias pesquisas afirmam que o chocolate e o cacau trazem muitos benefícios à saúde. Reproduzo abaixo os principais benefícios sugeridos pelos estudos.

1. Contém antioxidantes. O cacau, de cujas sementes se extrai o cacau em pó, contém polifenóis e flavonoides com uma capacidade antioxidante ainda mais elevada do que a da maioria das frutas. O efeito benéfico dos flavonoides do cacau faz dele uma "superfruta".

2. Melhora a saúde cardiovascular. Diversos estudos de longo prazo associam o consumo moderado de chocolate à redução do risco de insuficiência cardíaca, de doenças cardíacas em geral e de hipertensão, e também à melhora da saúde vascular. No entanto, os benefícios do chocolate para a saúde do coração devem ser cuidadosamente ponderados, já que o excesso de calorias e gordura desse alimento pode ser prejudicial para pessoas com problemas cardiovasculares.

3. Diminui o risco de ter doenças metabólicas. Estudos sugerem a proteção dos flavonoides contra diabetes do tipo 2 e inflamação.

4. Cuida do cérebro. Os flavonoides do cacau são bons para o nosso sistema circulatório cardiocerebral. O consumo moderado reduz o risco de acidente vascular cerebral e também aumenta a proteção cerebrovascular contra AVC.

5. Estimula a memória. Foi sugerida a associação entre o consumo de cacau, a melhora da circulação sanguínea no cérebro e a melhora da memória. Também foi sugerida a proteção contra Alzheimer.

6. Restaura a força muscular. A epicatequina, um composto da família dos flavonoides presente no cacau e no chocolate amargo, melhora o desempenho muscular e dissipa a fadiga.

7. Ajuda a manter um IMC (índice de massa corporal) mais baixo. Desde que consumido com moderação, o chocolate tem sido associado a um menor IMC. Um estudo recente mostrou que, independentemente da prática de exercício físico, da idade ou de outros fatores, a frequência de consumo de chocolate mostrou um IMC mais baixo. Ou seja: o chocolate pode até mesmo ajudar a prevenir a obesidade. Agora, cuidado com a quantidade e a qualidade, porque o excesso de chocolate pode implicar o risco de aumentar o IMC.

8. Confere uma possível proteção contra o sol. Esse benefício ainda precisa ser demonstrado, mas um estudo sugeriu que o consumo regular de chocolate escuro rico em polifenóis pode ser uma estratégia eficaz para uma proteção complementar contra os efeitos nocivos da radiação ultravioleta.

9. É um supressor natural da tosse. Como o mel, um pouco de chocolate também pode ajudar a prevenir a tosse. O produto químico responsável por esse efeito é a teobromina, considerada hoje mais eficaz do que a codeína (um antitussígeno).

10. Contribui para o bom humor. Nosso cérebro recebe uma recompensa importante com o consumo de chocolate e aumenta a serotonina e a dopamina, hormônios que nos trazem prazer e bem-estar. (Mas isso você já sabia, não é?)

Infelizmente, a maioria dos produtos que chamamos de "chocolate" tem muito mais açúcar e outros ingredientes do que cacau (que é o ingrediente responsável por todos os benefícios citados). Evite os que têm "sabor de chocolate" no rótulo: esses não têm cacau nenhum mesmo! Lembre-se do que foi dito sobre reeducar o paladar a menos açúcar ou gosto pelo doce e procure se acostumar a um chocolate mais amargo, mas que você consiga apreciar, porém sem exagero.

Não precisa também comer um chocolate tão amargo que não lhe proporcione prazer. Meu marido, por exemplo, gosta de chocolate com 85% de cacau. Eu fico feliz com 70% a 75%. Cada um tem o próprio gosto. A maioria das pesquisas foi conduzida com 20g a 40g de chocolate meio amargo por dia. Então, desde que consumido com consciência e sem culpa, ou seja, com moderação, o chocolate com no mínimo 60% de cacau pode ser um aliado da saúde.

Em vez de demonizar o chocolate, vamos procurar comer um de melhor qualidade, sem deixar de lado o prazer.

Uma nota sobre os sucos

Não proíbo a ingestão de nenhum alimento, mas também não incentivo que se consumam alimentos supostamente mágicos. Do mesmo jeito que comer um chocolate ou um hambúrguer com batatas fritas e refrigerante de vez em quando não vai estragar o seu metabolismo, você não vai resolver seus problemas de saúde tomando suco verde. Aliás, comer demais qualquer alimento pode alterar o metabolismo. Veja só a cenoura. É um alimento do "bem", mas comer só cenoura em muita quantidade de uma vez só pode alterar o funcionamento do fígado e até mesmo aumentar o risco de uma intoxicação.

Dessa maneira, essa moda de "detox", com sucos ou alimentos específicos – a couve e o brócolis são especialmente populares –, pode ocasionar danos ao metabolismo. Claro que o suco verde tem muitas qualidades nutricionais, mas atenção à quantidade. Algumas pessoas, seguindo essa moda, tomam quase um litro desses sucos pela manhã! Geralmente, aconselho diminuir a quantidade para um copo pequeno, que é mais do que suficiente, e evitar tomar todos os dias – vale a pena consumir outros alimentos.

Sempre falo que o responsável por desintoxicar o corpo não é o suco, mas o seu fígado.

Beber seus alimentos pode enganar a fome, e, apesar de isso ser procurado por todos que querem emagrecer, não aconselho, porque o corpo não deve ser enganado, mas respeitado e nutrido. Caso contrário, você se expõe ao risco de aumentar o apetite na próxima refeição. Os alimentos líquidos não proporcionam a mesma saciedade e, em geral, têm menos fibras do que os alimentos *in natura* e aqueles que podemos mastigar.

==O ato de mastigar ajuda a diminuir a fome e a sentir a saciedade chegar aos poucos.==

O resultado no que diz respeito aos alimentos líquidos é que corremos o risco de tomar demais. Pense, por exemplo, no suco de laranja. Geralmente, é servido em um copo grande e contém o suco de três a cinco laranjas (e às vezes ainda há adição de açúcar). Você já tentou chupar três ou cinco laranjas? Não sei quanto a você, mas eu não consigo: paro na primeira ou, no máximo, na segunda.

ALGUNS MITOS DA ALIMENTAÇÃO SAUDÁVEL

As crenças e as regras são tantas que as pessoas acabam desorientadas e estressadas no momento de comer. "É verdade que comer carboidratos à noite engorda?" e "Será que beber durante a refeição engorda?" são perguntas que escuto muito como nutricionista – dentro e fora do consultório. De tanto que pesquisei, posso falar com segurança que são mitos.

Resumi alguns dos maiores mitos ou erros da ciência da nutrição que precisam ser desmistificados.

1. **Para perder peso, basta fechar a boca e malhar.** O peso seria o simples resultado do que você come menos o que você gasta. Durante décadas, foi transmitida a ideia de que devemos fechar a boca e fazer atividade física para emagrecer. Nessa lógica, o peso é o resultado da

soma de calorias ingeridas menos as que você gasta, certo? Mas *não é tão simples assim*. O corpo reage às leis da biologia, e não da física. Todo estresse leva o corpo a se defender, se adaptar com um mecanismo de resistência – com o risco de engordar. Com isso, fica muito difícil emagrecer a longo prazo e mais fácil engordar.

2. **O estômago e o metabolismo controlam o que comemos e nosso peso.** Não, quem controla o peso é o cérebro. (Aguarde, pois ainda vamos falar mais sobre isso.)

3. **Fazer dieta emagrece.** Isso pode ser verdade a curto prazo, mas não a longo prazo. A dieta mexe com o cérebro e aumenta o apetite, desacelerando o metabolismo. O risco? Ganho de peso a longo prazo. Essa é a explicação para o famoso "efeito sanfona". Não é uma questão de falta de controle ou disciplina, ou de fraqueza. Seu corpo *não* permite que você emagreça, sobretudo se houve perda de muito peso muito rápido. "Fazer dieta é provavelmente um dos fatores da epidemia de obesidade", disse a pesquisadora finlandesa Kirsi Pietiläinen num artigo intitulado "Fazer dieta engorda?".

4. **Contar calorias ajuda a emagrecer.** Contar calorias tira de você o prazer de comer e muda sua relação com a comida. Comer se transforma numa tarefa. Caloria não quer dizer qualidade. As calorias dos diferentes alimentos *não são iguais* e o corpo *não enxerga* alimentos só como calorias, mas também como informação: 150 calorias de refrigerante não vão conversar com o corpo do mesmo modo que 150 calorias de legumes e verduras. A quantidade de calorias é a mesma, mas o efeito no metabolismo é outro: o refrigerante tem muito açúcar, e esse é o único nutriente que você vai ingerir de fato junto com os corantes, etc.; já os legumes e as verduras trazem milhares de compostos bioativos que conversam com os genes. Ou seja, alimentos são muito mais que calorias.

5. **Perder peso é uma questão de controle.** O controle que temos sobre nossa fome é temporário. Depois de perdermos peso, nosso cérebro aumenta a fome e desacelera o metabolismo para se adaptar a essa

perda de peso. Esse ajuste do controle da fome pode despertar um apetite maior e até compulsões. Um estudo mostrou que uma dieta muito restritiva tem o poder de aumentar 18 vezes o risco de se ter transtorno alimentar. Ou seja, *o comportamento é tão importante quanto os nutrientes*. Não dá para ficar o tempo todo controlando o cérebro. Ele sempre ganha no final.

6. **Deve-se evitar gordura a qualquer custo.** A gordura dos alimentos não é um vilão nem é a única responsável pelo ganho de peso: não é a gordura que comemos que vira gordura no corpo. Esse princípio da nutrição é provavelmente um dos maiores erros da nutrição atual. A gordura que comemos é digerida e quebrada no nosso organismo. Ela é diferente da gordura que o nosso corpo produz. A gordura dos alimentos é essencial (assim como o carboidrato) para o corpo funcionar bem. Um pouco de gordura na refeição aumenta a sensação de prazer e de saciedade e nos ajuda a comer menos. O nosso cérebro é constituído principalmente de gordura. Precisamos do colesterol para consertar o metabolismo: celular e hormonal. Da mesma forma, também precisamos de carboidrato, que é o combustível do nosso corpo.

7. **Deve-se comer só alimentos light ou diet.** Comer determinados alimentos para tentar enganar o cérebro e o corpo não é uma boa ideia. Na maioria desses produtos, retirou-se a gordura – parcial ou completamente –; e, quando você tira a gordura da sua alimentação, tira a responsável pelo gosto e pela suavidade dos alimentos. A indústria precisou descobrir como aumentar o paladar e o gosto bom desses produtos sem gordura. Adivinhe o que foi feito na maioria dos casos: adicionaram açúcar, farinhas, xarope de glicose, xarope de açúcar, etc. Pense bem: os produtos light e diet não são muito interessantes – o gosto deles traz pouca satisfação e o incentiva a comer mais.

8. **Ser magro ou gordo é uma questão de genética.** Seu DNA *não é seu destino*. A genética pode conduzir, sim, a uma predisposição ao ganho de peso, mas hoje está bem claro que temos a possibilidade de melhorar nosso meio ambiente e nossa qualidade de vida e assim

modular a expressão dos nossos genes. O principal fator a atuar na expressão dos genes é a alimentação. Já foi comprovado que pessoas com grande predisposição à obesidade que levam uma vida saudável têm uma alimentação adequada e fazem atividade física não desenvolvem obesidade. Você pode melhorar a expressão dos seus genes mudando seus hábitos.

9. **Comer de três em três horas emagrece.** Essa dica não faz sentido quando você respeita seu corpo e entende que ele não é um robô ou uma máquina que funciona de três em três horas. Sempre dou o seguinte exemplo: se você fizer um café da manhã reforçado, depois de três horas provavelmente não sentirá fome. Agora, se você se obriga a comer, sem estar com fome, só porque se passaram três horas, isso, sim, pode engordar! O pior é que vai estragar sua conexão com sua fome física e bagunçar sua percepção entre ela e outras fomes, como a emocional, por exemplo. Vale rever esse conceito e reconectar-se com suas sensações de fome e saciedade: o dono da sua fome é você, não o relógio.

10. **Comer carboidratos à noite engorda.** Esse mito chamou minha atenção quando cheguei ao Brasil, pois nunca tinha ouvido falar nada parecido. Pensei assim: e os italianos, que comem macarrão e pizza, ou os franceses e japoneses, que também comem carboidratos à noite? O carboidrato é nossa gasolina e fonte de energia, e deve estar presente em todas as refeições, junto com alimentos de outros grupos.

11. **Beber durante a refeição engorda**. Esse é outro mito que eu não conhecia até sair da França. Resolvi procurar estudos sobre o assunto. A única pesquisa de qualidade que encontrei observou que mulheres que se hidratam durante as refeições comem menos (estamos falando de um copo a dois). Como é que isso faz engordar?

Quantos mitos, dietas milagrosas e truques infalíveis! Quanto medo de alimentos "perigosos"! Eu poderia escrever um livro inteiro apenas sobre mitos e regras não necessariamente comprovados, impostos como verdades absolutas: a necessidade de beber mais de dois litros de água por dia, a ideia de que açúcar é uma droga, a moda de fazer jejum intermitente para emagrecer... Essas crenças só tornam o ato de comer cada vez mais complicado e deixam as pessoas com a impressão de que, se não fizerem do *jeito certo*, vão engordar de repente ou desenvolver alguma doença. Comer se transforma em algo difícil e perigoso.

A nutrição estudou amplamente os valores energéticos e nutritivos dos alimentos, é verdade. Só que a maioria dos estudos ocorreu em laboratório e raramente dentro de um organismo vivo. E hoje sabemos que o mesmo alimento provoca reações diferentes no metabolismo de acordo com a pessoa, o sexo, a idade, o horário do dia e o jeito como esse alimento foi consumido (com culpa ou não).

Sabemos também que dois alimentos com o mesmo valor calórico percorrem diferentes vias do metabolismo e podem ter destinos distintos. Podem, por exemplo, se transformar em energia combustível ou em armazenamento de gordura. Ou seja, precisamos rever esse conceito de que um alimento são só calorias e nutrientes e parar de demonizar alimentos, grupos de alimentos ou nutrientes.

A guerra contra a gordura começou há mais de 40 anos. Depois disso, surgiram vários outros vilões: carboidrato, açúcar, glúten, lactose e até a frutose da fruta... E tudo isso acaba com nossa saúde e nosso prazer de comer e de viver.

Lembre-se de que, através da nutrigenômica, estamos compreendendo cada vez mais o poder dos alimentos: alimentos são informações. É importante consumir comida de qualidade e nos preocuparmos com o alimento de forma geral, não só com seus nutrientes. Não é só o betacaroteno que é interessante na cenoura, mas a cenoura toda. Os suplementos de betacaroteno nunca vão conversar com seus genes da mesma forma que a cenoura, que chega com milhares de compostos bioativos, fibras e micronutrientes. E o mesmo vale para a laranja, a couve e o brócolis...

Quanto mais estudo a nutrição, mais percebo que o nosso corpo é programado para comer variados alimentos provenientes da natureza.

==**O ato de comer é fisiológico e também psicológico. O comportamento é tão importante quanto os nutrientes.**==

Os profissionais da saúde sempre focaram no peso, nas calorias e nos nutrientes, e esqueceram uma parte importante do ser humano: o comportamento, ou seja, como a pessoa come. O comportamento na hora de comer tem o poder de mudar as escolhas, as quantidades e até a digestão. Esse é o tema do próximo capítulo.

CAPÍTULO 3

COMER DEVERIA SER UM PRAZER. POR QUE ESQUECEMOS ISSO?

"Todo mundo tem direito ao prazer de comer." Essa é a primeira frase do documento elaborado pelo governo francês com conselhos sobre nutrição. Da mesma forma que numa democracia todos têm direito ao voto, por exemplo, a França reconhece que comer com prazer é um direito dos cidadãos.

A minha história começou numa família francesa e tenho muita sorte por isso. Comer era uma parte gostosa da nossa vida, que estava ligada a rotinas simples e prazerosas. E era sempre uma festa compartilhar com parentes e amigos momentos de felicidade ao comer. Na minha família, comer é importante e sempre vem acompanhado de prazer.

A Unesco, Organização das Nações Unidas para a Educação, a Ciência e a Cultura, declarou que o comportamento gastronômico dos franceses é um patrimônio da humanidade. Não estou me referindo aqui às receitas maravilhosas ou às técnicas culinárias; estou falando do prazer de sentarmos juntos à mesa, de compartilhar a mesma refeição, sem medo de comer gordura ou açúcar em excesso, só curtindo o momento.

Essa atitude na hora de comer está se perdendo nesta nossa época de nutrição personalizada, em que cada um se preocupa com o que é melhor para o próprio corpo. O foco no corpo pode trazer até dificuldades para as famílias, quando, por exemplo, a mãe e o pai estão de dieta e se esquecem de cuidar da educação do paladar do filho de modo que ele tenha uma alimentação variada e coma todo tipo de alimento. As pessoas não querem mais festejar comendo juntas porque estão de dieta e têm medo de engordar.

Algumas situações que se tornaram comuns hoje em dia me deixam perplexa. Muitas pessoas levam marmita a eventos sociais: soube de uma moça que levou uma marmita a um casamento. Como a obsessão por comer certo e não sair da dieta chegou ao ponto de a pessoa preferir o constrangimento de chegar a um evento desses com uma marmita? Ou será que demonstrar essa "força de vontade", esse "foco" para atingir a coisa "mais importante na sua vida", virou fonte de orgulho?

Confesso que achei triste. Que perda de qualidade de vida! Considero um insulto às pessoas que organizaram a festa e também aos que se juntaram à mesa para comer. Mas, por outro lado, ainda é melhor ir à festa com uma marmita do que não ir porque está de dieta, não é mesmo?

Isso me lembra um jantar que ofereci na minha casa. Adoro cozinhar e convidar pessoas para compartilhar refeições gostosas em uma mesa bonita, com velas e um bom e agradável convívio. Um dos convidados – que era francês, para que você não fique com a impressão de que os franceses são todos tranquilos com comida – estava fazendo uma dieta muito restrita, do tipo em que é necessário contar calorias e gramas de comida, e não se pode comer determinados alimentos. Na minha opinião, ele nem tinha tanto peso a perder, mas essa é a minha opinião, claro. Bem, a esposa dele me ligou pedindo permissão para levar uma marmita para ele. Apesar da minha surpresa, respondi que não havia problema; preferia tê-lo conosco a pensar nele sozinho em casa porque não podia comer a mesma comida que nós.

Mas fiquei com muita pena ao observá-lo comendo o franguinho grelhado (provavelmente, estava cansado de comer aquele bendito frango todos os dias) com legumes cozidos no vapor e uma mísera colher de arroz, sem gordura nenhuma no prato. Devia estar completamente sem sabor. E nós ali, à mesa, degustando um jantar gostoso, animados pelo prazer de comer em boa companhia e tomando vinho, o que nos deixou ainda mais alegres. (O coitado não podia nem tomar vinho porque tinha cortado as bebidas alcoólicas.) Aquele momento só podia ser de grande frustração para ele, pois o prazer de comer é muito importante para o equilíbrio mental e para a saúde. O que sobrava de prazer para ele?

==O prazer de comer é um dos mais essenciais da vida e compartilhar a comida é uma das felicidades do ser humano.==

Sentar em volta da mesa à noite, com a família ou os amigos, é uma oportunidade para compartilhar os momentos do dia — os bons e os ruins. Comendo você ameniza o estresse e tem a capacidade de enxergar os problemas com um distanciamento maior, relativizando as dificuldades.

As crianças que comem à mesa no jantar, com os pais, estão sujeitas a um menor risco de obesidade, a uma maior ingestão de legumes e frutas, e também a um melhor desempenho na escola e a um menor risco de usar drogas na adolescência. O momento da refeição é talvez um dos mais ricos para as crianças aprenderem a se relacionar socialmente. Se você não consegue jantar com seus filhos, simplesmente escolha outra refeição, como o café da manhã ou as refeições do final de semana. Os estudos focaram nos jantares, mas no fim das contas o importante é sentarem à mesa todos juntos. É um momento de paz e harmonia, propício ao relaxamento e à relativização dos problemas da vida.

De alguma forma, o alimento também é responsável pela harmonia nas nossas relações. Certa vez, um paciente me contou que tinha tido uma briga feia com a namorada. Ao analisar seu diário alimentar, percebi que ele tinha estado sem comer por mais de oito horas quando aconteceu a briga (ele estava viajando e havia se esquecido de comer). Expliquei-lhe que, com fome, tudo é mais difícil e o cérebro fica sob estresse. Fazer dieta mexe com o cérebro, o que pode causar irritação, nervosismo ou tristeza. Estudos mostram que casais brigam mais quando um está de dieta restritiva. A explicação? O susto de negar uma necessidade e um prazer essenciais ao corpo. Por isso, avisei logo a ele: da próxima vez, coma alguma coisa antes de conversar com sua namorada.

Os provérbios portugueses "Barriga vazia não tem alegria" e "Barriga vazia não ouve ninguém" são muito sábios! Discutir com a barriga vazia é um prato cheio para ter menos controle sobre o que se pensa ou diz.

Além disso, parece não existir mais essa paz com a comida e a satisfação da nossa fome. Perdemos a capacidade de saborear em paz, saber quando estamos com fome e parar de comer. Hoje em dia, são tantas as casas em que alguém está de dieta ou fazendo tratamento para emagrecer que acabamos passando mensagens distorcidas às crianças: "Olhe, ganhar peso é ruim, depois vai sofrer para emagrecer", "É preciso emagrecer para ficar bonito", "Você precisa saber o que comer e quando comer", ou "Existem alimentos perigosos".

Tudo isso gera ansiedade nas crianças, que acabam tendo um risco maior de desenvolver comportamentos transtornados: medo de comer, medo de errar, medo daquela fatia de bolo no aniversário, culpa, insatisfação corporal ou obsessão pela balança. Elas podem até fixar um determinado número como sendo o peso correto na fase de crescimento e não aceitar uma variação nesse número, mesmo que seja saudável.

Precisamos ter bom senso e lembrar que a infância e a adolescência são fases de desenvolvimento: o corpo das crianças vai mudar e o peso, consequentemente, vai aumentar. Não é o momento de determinar um número. Isso pode deixar a criança com medo de ter fome pelo temor de engordar, gerar nela o hábito de reduzir as quantidades de comida e não escutar o que o corpo pede, e perder a noção das sensações de fome e saciedade pelo risco imaginado de ganhar peso, ou até agravar o risco de desenvolver um transtorno alimentar. Vou falar mais sobre isso adiante.

É fato que a população mundial está ganhando peso. Mas o que mudou recentemente para que isso acontecesse? Não foi nossa genética. O DNA não muda de repente de uma geração para outra. As alterações genéticas acontecem de maneira muito, muito lenta. O que mudou foi o meio ambiente, que, como vimos no capítulo anterior, pode agir sobre a forma como os genes se expressam – a nossa epigenética –, afetando o metabolismo e o corpo.

E, para piorar a situação, nas últimas décadas emagrecer virou uma obsessão e a palavra que mais se ouve é dieta. Como já disse algumas vezes, fazer dieta pode ser uma das causas do ganho de peso. E assim se instaura o círculo vicioso, que afeta não só os adultos, mas também as futuras gerações. Não podemos continuar desse jeito.

Vamos relaxar e resgatar o jantar? Vamos educar nossos filhos de modo que tenham uma relação mais tranquila com os alimentos? É o melhor presente que podemos dar a eles.

A RELAÇÃO COM A COMIDA ONTEM E HOJE

A nossa alimentação hoje é muito diferente da dos nossos antepassados. Antigamente, era tudo mais caseiro, feito na hora, com alimentos frescos e verdadeiros. A decisão sobre o que comer era mais simples: comia-se o que estava disponível em função da estação do ano e dos animais que dava para caçar, pescar ou criar. Durante milhares de anos, a comida foi escassa e as pessoas viviam dias de euforia e provavelmente gula quando se matava um animal ou eram encontradas frutas da época; no restante do tempo, havia dias de escassez e o foco principal era procurar ou armazenar comida. E, mesmo quando domesticamos os grãos e os animais, ainda assim era preciso muito esforço para produzir alimentos que hoje são facilmente comprados, como pães e bolos. Sem batedeiras, liquidificadores e espremedores de frutas, o alimento era consumido fresco e, em geral, inteiro ou minimamente processado.

A maior revolução na história moderna da alimentação provavelmente ocorreu na época da industrialização e urbanização das grandes cidades, quando as populações deixaram de ter acesso à horta e aos alimentos frescos e foram dependendo cada vez mais da indústria e do mercado. O Brasil é um país grande, com alta taxa de urbanização (mais de 80% da população mora nas cidades). E a migração para os centros urbanos ocorreu de forma muito rápida.

Até bem pouco tempo atrás, as pessoas se preocupavam menos e não existiam tantas informações científicas sobre os alimentos. Comia-se o que havia. Claro que muita gente passava (e ainda passa) fome, mas, nas gerações anteriores mais recentes, quem tinha acesso à comida fazia as refeições em horário regulares. Pense bem: você acha que seus avós ou bisavós iam deixar de almoçar ou aceitar almoçar a qualquer hora? Na verdade, comer era uma rotina indiscutível, os alimentos eram preparados e servidos à mesa em horários regulares e pronto. Saindo da mesa satisfeito, ninguém pensava mais em comer até a refeição seguinte.

Agora que não precisamos mais nos preocupar com *como* conseguir os alimentos, a dificuldade passou a ser, para a grande maioria, saber *quais* alimentos escolher. Estamos cercados de alimentos industrializados, cheios de açúcar, gordura e sal, que a gente quase sempre sabe que não trazem muitos benefícios para a saúde, mas são muito apetitosos, fazendo nosso cérebro reconhecê-los como prazerosos. Por isso, a escolha é difícil.

O SER HUMANO TEM A SORTE DE PODER COMER DE TUDO

Diferentemente de muitos animais, nós, seres humanos, temos a sorte de poder nos nutrir de alimentos variados, de origem animal ou vegetal. Afinal, somos onívoros – uma palavra que vem do latim, formada pelas raízes *omni* (tudo) e *voro* (comer). A vaca só come capim porque o sistema digestivo dela evoluiu dessa forma e só é capaz de digerir alimentos de origem vegetal. O leão, sendo carnívoro, come carne. Nós, no entanto, podemos nos nutrir de *todos* os grupos alimentares de origem animal ou vegetal para o nosso desenvolvimento e a nossa sobrevivência.

O fato de sermos onívoros – uma condição que compartilhamos com ratos e porcos – nos permite ingerir uma variedade absurda de alimentos, o que, provavelmente, contribuiu para nossa sobrevivência e nosso desenvolvimento. O prazer de comer talvez também tenha sido um incentivo a buscar alimentos diversos, o que ajudou a sustentar nosso corpo com variedade e prover importantes nutrientes. Mais recentemente na história da evolução humana, o fato de comermos de tudo nos permitiu também desenvolver um grande leque de técnicas culinárias e deu origem à gastronomia, que é muito rica e variada no mundo todo, sempre na busca de nos alimentarmos com prazer.

E, por falar nisso, é interessante observar que, quando os cientistas estudaram as populações do mundo, descobriram que não existe uma alimentação perfeita ou única para os seres humanos. Algumas tribos se nutrem de muita gordura; outras, de muita proteína. Há povos que vivem praticamente só se alimentando de carne e outros que são vegetarianos. A versatilidade e a diversidade são nossa força e também nos permitiram desenvolver um interesse gustativo muito elaborado, que deu origem à gastronomia, uma arte fascinante.

"Gastronomia é a arte de usar comida para criar felicidade", disse o historiador, sociólogo e filósofo Théodore Zeldin.

Hoje, vivemos num mundo bem diferente daquele dos nossos avós e bisavós. Em geral, não temos tempo nem possibilidade de cultivar uma horta; a maioria de nós nem sequer tem quintal. Em contrapartida, há abundância de comida, diversidade e praticidade, com alimentos já prontos e higienizados. As geladeiras e os supermercados existem há poucas décadas. (Dá para imaginar a vida antes disso?) Não existe mais, na maioria das casas urbanas, uma figura que se dedique exclusivamente ao cuidado da alimentação da família, que faça as compras na feira e prepare o almoço e o jantar todos os dias. A maioria das mulheres trabalha o dia inteiro fora de casa e todos perdem muito tempo no trânsito. A nova realidade que se impõe nos faz redistribuir as tarefas domésticas entre todos na família.

Resumindo: é claro que precisamos da ajuda dos produtos prontos, porque em geral, nos grandes centros urbanos, não é mais possível produzir os próprios alimentos. A indústria desenvolveu muitos produtos de qualidade e mais recentemente aumentaram a oferta e a acessibilidade de alimentos altamente processados, como cereais matinais, sucos, iogurtes, etc., e é com esses produtos que temos alimentado nossos filhos. Esses alimentos ultraprocessados são superpalatáveis, gostosos, cheios de açúcar e gordura e muito mais atraentes do que as frutas e os legumes, mas não tão nutritivos.

Infelizmente, os produtos processados dirigidos às crianças talvez sejam os piores, carregados de açúcares e gorduras em excesso, sem contar os aditivos e os conservantes. Por isso, é muito importante ficarmos atentos ao que oferecemos às nossas crianças, que ainda estão desenvolvendo o paladar e os hábitos alimentares. Mas sem terrorismo!

O documentário *Muito além do peso*, de Estela Renner, analisa o cenário dos produtos oferecidos especialmente aos nossos filhos no Brasil. Vale a pena assistir. (O link está em Recursos, na página 252.)

Uma palavrinha rápida para os pais

Não é uma tarefa simples nem fácil educar os filhos, e isso vale também para a alimentação. Tenho quatro filhos – nascidos durante a minha temporada nos Estados Unidos. Mesmo com todo o nutricionismo que encontrei por lá, a introdução de alimentos novos na alimentação deles foi sempre uma alegria. E eu adorava ver meus pequenos provarem texturas e gostos diferentes. Quando comprei as papinhas prontas da época, elas eram tão ruins (sinceramente, se você não consegue comê-las, por que daria aos seus filhos?) que comecei a prepará-las eu mesma, me organizando com aparelhos simples para fazer purê e congelar em potes separados. Quando cozinhava *blanquette de veau*, uma delícia feita de vitelo cozido com cenouras (veja a receita na página 224), eu colocava um pouco no liquidificador para a próxima refeição deles.

Depois do primeiro ano de idade, as crianças podem basicamente comer de tudo, se os alimentos forem introduzidos devagar e com calma. É esse o momento de educar o paladar das crianças, quando estão curiosas e abertas a experimentar novos sabores. Dei muita independência a meus filhos no ato de comer. Apesar da sujeira, eles comeram sozinhos desde muito cedo. Claro, eu ficava do lado para evitar catástrofes. Respeitava a fome e a saciedade de cada um. Havia momentos para comer e momentos para brincar ou dormir. Isso me parecia muito natural.

Apesar da minha tranquilidade com relação aos alimentos, o caminho não foi sempre tão pacífico: um de meus filhos parou de comer aos 15 meses; depois, outro, com 2 anos, passou a rejeitar tudo que era de origem vegetal (só aceitava comidas brancas ou marrons – a única outra cor aceita era o vermelho do catchup!); um terceiro nos assustou aos 4 anos com uma espécie de compulsão por chocolate. Aquele que era muito restritivo ganhou peso de repente aos 9 anos e outro, que tinha uma fome de leão, ganhou muito peso na puberdade. Mas, depois de algum tempo, tudo voltava ao normal, sem crises, sem estresse e sem castigo.

É muito importante que você ajude seus filhos a ter uma relação pacífica com os alimentos e com o próprio corpo – especialmente nesta nossa sociedade, cuja mentalidade está voltada para a dieta e a restrição como formas de obter um corpo "perfeito", longe do natural. Estudos mostraram que, para crianças que fazem dietas ou passam por restrições impostas pelos pais, o fato de ter restrições de alimentação ou o de ficar com fome podem ocasionar uma mudança no cérebro e deixar a criança mais obcecada por comida e menos disposta a desenvolver outras capacidades, pois o cérebro se concentra na busca por alimentos.

Respeite a fome do seu filho, ensine-o a comer em função das próprias sensações. Trabalhe os conceitos de saúde e de hábitos saudáveis, e evite criticar seu corpo na frente dele. O foco deve ser sempre a saúde, não a imagem. Ajude-o a desenvolver as habilidades para comer quando está com fome e parar quando está satisfeito. Os resultados das pesquisas são claros: quando as pessoas são ensinadas a reconhecer a fome inicial e a reagir de acordo com ela, o peso tende a se normalizar.

10 ATITUDES POSITIVAS SOBRE COMIDA, PESO E IMAGEM CORPORAL PARA TODA A FAMÍLIA

1. Seja um exemplo de atitude alimentar equilibrada para seus filhos; evite fazer dietas ou comentários sobre ser gordo ou engordar.

2. Forneça uma variedade de alimentos nutritivos e saudáveis em casa. Faça bolinhos gostosos e lanches que contenham ingredientes de qualidade. É importante comer com prazer. Prazer não quer dizer excesso. Às vezes, peça ou faça uma pizza e sirva sorvete na sobremesa para ensinar moderação em vez de eliminação.

3. Concentre-se no prazer de comer e na saúde, não no peso. Fale de saúde ou do que é saudável. Livre-se de todas as balanças e mostre como elas não são importantes e que o peso não determina quem você é. É normal ter uma variação de peso na puberdade. Se a perda de peso vier como consequência de atitudes saudáveis, ótimo! Mas a perda de peso como principal foco, essa é uma empreitada fadada ao fracasso.

4. Eduque considerando a importância de saborear o alimento e cozinhe para que sua alimentação seja mais fresca e saudável de maneira geral. Não há necessidade de saber a quantidade de calorias nem os nutrientes de todos os alimentos; você não precisa virar especialista em nutrição. Todos os nutrientes são importantes. Evite classificar os alimentos como "bons" ou "ruins".

5. Foque no que comer, não no que *não* comer.

6. Ensine a respeitar os sinais de fome e de saciedade e a reagir bem a eles. Não incentive seus filhos a raspar o prato; eles devem comer o bastante para se saciarem, *não para atender às suas expectativas*. Também respeite a fome ou a vontade deles: se quiserem repetir porque ainda estão com fome ou porque está gostoso, deixe.

7. Fale positivamente dos alimentos e do seu corpo.

8. Ensine que dietas não funcionam e dê exemplos.

9. Demonstre que as escolhas alimentares devem ser feitas a partir de um equilíbrio entre desejo, apetite e diversidade alimentar.

10. Converse com seus filhos sobre alimentação-conforto, alimentação-estresse e alimentação-tédio, para ajudá-los a identificar e a evitar esses comportamentos.

A preocupação excessiva com a nutrição

Como já vimos, nossos antepassados não se preocupavam muito se a alimentação deles era "saudável": eles simplesmente comiam o que estava disponível e o que consideravam gostoso. Hoje, há uma preocupação enorme com o corpo e com "o que faz bem". As pessoas se informam sobre nutrientes, calorias, "superalimentos", leem rótulos e discutem sobre alimentos "bons" e "ruins" com amigos, parentes e colegas de trabalho. Essa preocupação é tão grande que as pessoas se acham no direito de fiscalizar o que o outro está comendo ou de dar dicas sobre como emagrecer.

Um estudo realizado em 2012 comparou o conhecimento nutricional de americanos e franceses sobre a gordura. O resultado foi que, nos Estados Unidos, as pessoas sabiam muito mais de nutrição do que na França. Os franceses não sabem muita coisa sobre a composição nutricional dos alimentos, mas sabem que pão com queijo brie é delicioso! Curiosamente, os pesquisadores viram que mais conhecimento não significava menos obesidade, mas o contrário. É o segundo paradoxo francês. (O primeiro, como vimos no primeiro capítulo, é que os franceses comem muita gordura e não têm taxas maiores de acidentes cardiovasculares.)

Esse estudo lançou luz no problema de se saber tanto de nutrição a ponto de se desligar do próprio corpo e acabar comendo por obrigação em vez de escutar os sinais enviados pelo cérebro. Vejo isso no consultório, com pessoas de todas as idades, e também no hospital, tanto com pessoas obesas quanto com as que têm transtorno alimentar. Comer deveria ser a coisa mais prazerosa do mundo e hoje virou um sofrimento, um questionamento.

Tudo foi reduzido a o que comer e quanto. Estamos focando no alimento isolado, simplificando demais as coisas: o alimento é bom ou é ruim; ou seja: emagrece ou engorda; ou pode "curar" o câncer, ou tem propriedades milagrosas, ou pode causar doenças. Isso não tem sentido.

==Nenhum alimento por si só vai fazer engordar ou emagrecer, nem curar o câncer ou eliminar milagrosamente a celulite.==

Quando você se concentra apenas nas calorias e nos alimentos, se esquece de escutar o corpo. Não reage mais à fome ou à saciedade; só reage com terror ao que está comendo. Comer vira algo estressante, que deixa você com muita culpa. Comer não deveria preocupá-lo o dia todo. Se você não está bem e sua vida gira ao redor de comida e do seu corpo, procure ajuda.

Trabalho com pessoas que sofrem de transtornos alimentares e são obcecadas pela balança e pelo que vão comer ou não. Essa obsessão pode fazer do cérebro um refém, de maneira que a pessoa só fica pensando nisso e deixa de viver uma vida tranquila. Comer não deveria ser uma tortura ou um estresse, não deveria causar mal-estar a ponto de algumas pessoas sentirem urgência de encontrar alternativas purgativas ou de viver com sentimento de culpa. Ninguém tem o direito de obrigar você a comer um alimento que não quer, ou de limitar sua alimentação a determinadas quantidades. O corpo é seu: escute seu corpo.

==Você é o dono da sua fome; não terceirize para outra pessoa, mesmo que seja um profissional da saúde.==

Muitas pessoas que me procuram passaram por várias dietas e já perderam e ganharam peso inúmeras vezes. Elas não sabem mais o que significa estar satisfeito e têm medo de ter fome porque podem perder o controle. Outras pessoas não conseguem mais comer um pedaço de chocolate sem culpa e não são capazes de aproveitar o momento em função do estresse que gera.

Nada me deixa mais contente do que ver alguém recuperar uma atitude mais tranquila em relação a comer. Assim que essas pessoas fazem as pazes com a comida, passam a viver de forma tão mais leve que ficam satisfeitas com menos e acabam regularizando o peso.

==Uma alimentação saudável deve ser variada, equilibrada e consumida com prazer e com atitudes adequadas – por exemplo, comer sem culpa.==

Uma das minhas pacientes tinha episódios de compulsão regularmente e, depois de algumas consultas, me disse: "Ontem pedi uma pizza e fiquei satisfeita e feliz com dois pedaços. Antigamente, eu comia metade da pizza sem ficar satisfeita e ainda me sentia muito culpada." Outra paciente me contou que havia muito tempo que não se permitia comer chocolate e tinha comido um pouco na sobremesa, não sentira culpa e havia sido maravilhoso. Pizza ou chocolate não são alimentos ruins. Foram demonizados, assim como os alimentos diet e light foram incentivados. Como já disse, prefiro o alimento tradicional à versão light pouco satisfatória e que pode fazer você comer em excesso para ficar satisfeito.

Também já falei das modas que regularmente demonizam alimentos ou nutrientes. A bola da vez é o glúten. Apenas uma pequena parte da população precisa se preocupar com isso, e sempre após a confirmação do diagnóstico de doença celíaca. Para a grande maioria, tirar o glúten é um estresse desnecessário e pode tornar a vida um inferno para a família inteira. Penso especialmente nas crianças de famílias que eliminam o glúten e que esquecem que os pequenos não vão necessariamente entender essa proibição e podem vir a desenvolver um estresse generalizado sobre alimentos potencialmente perigosos. Tem glúten no pão, nas pizzas, nos bolos... E esses alimentos fazem parte da nossa cultura!

Recomendar uma dieta sem glúten para uma pessoa que não tem doença celíaca só porque ela deseja perder peso é irresponsável e afeta muito a relação dela com os alimentos. A vida acaba ficando mais difícil. Tirar o glúten da alimentação é complicado. Claro que inicialmente a pessoa vai perder peso; é por isso, aliás, que está na moda. Ela vai cortar pães, biscoitos, pizzas, macarrão e alimentos industrializados. Só que, infelizmente, isso apenas aumenta o terrorismo nutricional e pode despertar um comer exagerado ou, pior, compulsões alimentares. Quando você para de demonizar os alimentos, passa a ter uma relação mais tranquila com eles.

Em um estudo famoso que comparou o comportamento alimentar de mulheres americanas e francesas, os pesquisadores perguntaram às participantes sobre sua atitude diante dos alimentos. Quando a pergunta foi "O que pensa quando escuta as palavras 'bolo de chocolate'?", as americanas responderam que significava engordar, culpa, gordura; as francesas, por sua vez, responderam de forma totalmente diferente, dizendo que significava festa, aniversário, prazer. Dá para acreditar? É o mesmo bolo, mas relacionado a emoções diferentes na hora de comer.

O bolo de chocolate, quando comido com culpa em vez de ser degustado ou consumido com alegria e prazer, não tem o mesmo resultado no corpo. Provavelmente, o bolo comido com culpa vai ser engolido com pressa e deixará uma sensação de estresse, enquanto o bolo degustado com prazer vai trazer satisfação e bem-estar, sem que se precise comer muito.

Está comprovado que o estado de estresse no qual você se encontra no momento em que come influencia a digestão ou o seu metabolismo. Então coma com prazer e tranquilidade!

CAPÍTULO 4

A DITADURA DA MAGREZA E AS DOENÇAS DA NUTRIÇÃO

Além da oferta e da qualidade dos alimentos e do estilo de vida moderno, outra coisa que mudou na sociedade foram os padrões de beleza. Os critérios de hoje são muito diferentes dos de antigamente, quando um corpo de mulher mais cheio era sinônimo de beleza, saúde e força, especialmente para as mulheres jovens. As curvas eram um sinal de que a mulher podia ter uma boa gravidez e filhos saudáveis.

Nas últimas décadas, a magreza tem sido cada vez mais valorizada. Se compararmos os corpos das musas da década de 1950 – ou mesmo os daquelas dos anos 1980 – com os das musas de hoje, a diferença é gritante. De maneira geral, as modelos do século XXI podem ser consideradas clinicamente abaixo do peso, e mesmo as musas "fitness", de aparência não tão delgada, têm um percentual de gordura baixíssimo. São esses corpos, esculpidos à custa de muito esforço e privação, que estão estampados nas revistas, nos outdoors e no Instagram.

Não podemos falar sobre o peso das dietas sem deixar de falar sobre os padrões de beleza extremos e a epidemia de transtornos alimentares que afligem mulheres e homens, adultos e jovens, no mundo atual.

A DITADURA DA BELEZA E DA MAGREZA

Há mais de 40 anos a ativista Jean Kilbourne defende um corpo mais real para as mulheres, mas, apesar de seus esforços, segundo ela, as modelos estão cada vez mais magras. Hoje os retoques feitos com recursos do Photoshop deixam as modelos quase perfeitas, criando a idealização de um corpo inatingível. Trata-se, na verdade, de uma desumanização. E, não raro, essas jovens cada vez mais magras apresentam um comer transtornado e não são muito saudáveis.

==Fique longe dos discursos das revistas, dos ambientes ou de pessoas que desvalorizam você.==

Um estudo mostrou que as mulheres jovens apresentam uma queda de satisfação em relação ao corpo após apenas alguns minutos olhando uma revista de moda. Só de ver aquelas modelos de corpos inatingíveis, a pessoa já fica menos feliz consigo mesma.

Mas são essas imagens – nas revistas, na televisão, na publicidade – que determinam o visual que nossas filhas e outras mulheres tentam alcançar. É um problema de saúde pública, algo que afeta todos nós e está nos matando devagar. Não é de espantar que vários países, entre eles o Brasil, tenham sido acometidos por epidemias de transtornos alimentares.

Isso me lembra de um evento a que fui em São Paulo, um desfile de lingerie só para mulheres. Ao passar por uma moça linda, alta e ruiva que parecia muito triste, decidi falar com ela. Perguntei se era modelo e ela respondeu que sim. Perguntei então se exigiam que tivesse um determinado peso. Sinceramente, presumi que a reposta seria não, pois ela tinha 1,82 metro e era bem magra. Nesse momento, ela se abriu e me contou que já tinham pedido que pesasse 48 quilos! Fiquei horrorizada. Como podem pedir isso a uma jovem tão alta? Esse peso não é saudável, é um perigo! Ela me contou que parara de comer para atingir o tal peso e começara a desenvolver anorexia. Depois da recuperação, decidiu mudar para uma agência menos exigente.

Essa jovem modelo me contou essa história como se não ter conseguido atingir os padrões de beleza para ser uma modelo top fosse uma derrota dela. Isso me deixou muito triste! Esse setor da moda deveria ser mais controlado. Uma agência de moda que exige que uma moça jovem de 1,82 metro tenha 48 quilos deveria receber algum tipo de punição ou advertência de um órgão regulador. O padrão inatingível e doente está mexendo com a cabeça das modelos e das meninas em geral. O ideal está cada vez mais inatingível, de forma que o fracasso é inevitável – e, para completar, as jovens ficam pensando que são feias.

A obsessão pela magreza faz do ganho de peso um fracasso. As meninas de hoje, ao tentarem atingir o corpo ideal que, ao longo dos anos, foi ficando mais magro, sofrem mais estresse psicossocial do que suas mães quando eram adolescentes.

É normal e saudável que uma menina ganhe peso e gordura durante a puberdade: tornar-se mulher não é engordar, mas ganhar curvas. Antigamente, essa transformação era motivo de orgulho para uma menina. Hoje, infelizmente, é cada vez menos encarada como um acontecimento normal e desejável.

A puberdade é um momento de grande transformação: meninos e meninas, antes dessa fase, têm aproximadamente a mesma taxa de gordura no corpo (entre 10% e 15% de massa gorda). Após a puberdade, a produção de hormônios muda esse cenário. É fisiológico e saudável que as meninas ganhem massa gorda, pois é nesse tecido gorduroso que o corpo vai sintetizar os hormônios femininos e armazenar energia para eventuais futuras gravidez e amamentação.

Ao mesmo tempo, os meninos ganham massa muscular, em parte por causa da secreção de testosterona. "É injusto!", me falou uma adolescente certa vez. Não é injusto – é a natureza –, da mesma maneira que não é injusto o fato de seu irmão nunca engravidar ou amamentar o próprio filho. É a natureza.

A INSATISFAÇÃO COM O CORPO

Tenho a impressão de que a aparência se tornou a coisa mais importante do mundo. Antigamente, as pessoas se cumprimentavam e falavam do tempo. Hoje, aquela velha conversa sobre o clima se transformou em: "Bom dia, você emagreceu?", "Boa tarde, você engordou?". Não é assim? Tudo se concentra na aparência, ou seja, no peso, como se a balança fosse o indicador do estado de felicidade, bem-estar, saúde ou sucesso.

Olhar-se no espelho não deveria ser um pesadelo.

Alguns anos atrás, eu estava aguardando o elevador quando duas moças à minha frente começaram a conversar. Uma falou para a outra "Nossa, você emagreceu!" e depois perguntou: "Você tomou remédio ou fechou a boca?" Fiquei surpresa ao ver aquelas moças com menos de 30 anos já pensando que, para emagrecer, eram necessários métodos radicais. Que pena!

Aprendi, em função do meu trabalho, a não elogiar alguém que tenha perdido muito peso, porque em geral a pessoa recebe centenas de parabéns e acaba se empolgando. A verdade é que a gente nunca sabe como a pessoa perdeu todos esses quilos. Pode ter sido de uma maneira não saudável, como vomitando, tomando laxante ou usando técnicas que na verdade pioram a saúde e o equilíbrio.

Tudo atualmente parece relacionado à aparência, ao que vamos mostrar para os outros, e acabamos nos esquecendo do que sentimos por dentro. É muito importante rever esse conceito e se questionar. Também é importante rever o recado que passamos aos nossos filhos quando fazemos dietas que nos deixam tristes e sem força, ou ainda quando decidimos nos submeter a procedimentos cirúrgicos estéticos.

Essa insatisfação permanente e a busca pela perda de peso e pelo corpo perfeito alimentam uma indústria mundial de bilhões de dólares, que a cada minuto produz uma novidade milagrosa para emagrecer ou para parecer mais jovem. Preste atenção no que você compra ou naquilo em que investe. Que seja para melhorar sua saúde e seu bem-estar, e não para deixar você mais infeliz ou com mais vontade de se tornar alguém que não é.

Reflita bem antes de fazer uma nova dieta milagrosa – muito restritiva, maluca, com remédios ou com cirurgia. Tente pensar de outra forma: imagine o que vai ganhar em qualidade de vida quando seu objetivo deixar de ser emagrecer e ter o corpo perfeito. Imagine como será quando você aprender a curtir o momento, comer com prazer um alimento gostoso e fizer uma refeição com pessoas queridas. E, sobretudo, quando você entender que deve respeitar seu corpo, passará a ter uma saúde estável e uma sensação de equilíbrio. E a consequência disso é chegar a um peso saudável sustentável, o que significa emagrecer se estiver com excesso de peso ou retomar uma relação tranquila com seu corpo se tiver um comer transtornado.

Mas, afinal, o que é um comer transtornado?

Um comer transtornado não chega a ser um transtorno alimentar: é quando as pessoas vivem numa restrição constante de calorias e de alguns nutrientes como carboidratos; elas passam de exageros alimentares à necessidade de controle extremo da alimentação e sofrem com o sentimento de culpa e remorso após o consumo de um alimento que julgam "proibido". Ou seja, a maioria da população já tem um pouco disso, não é verdade?

AS DOENÇAS DA NUTRIÇÃO E AS DIETAS RESTRITIVAS

O mundo está engordando e o número de pessoas com obesidade, diabetes, câncer e transtornos alimentares está aumentando de maneira rápida. Em quase todas as famílias há pessoas enfrentando desafios de excesso de peso ou de comportamento alimentar transtornado.

Antigamente, os problemas de saúde mais comuns eram as infecções bacterianas ou virais e a desnutrição. No Brasil de 40 anos atrás, a cada três crianças, uma era diagnosticada com desnutrição. Hoje, a cada três crianças, uma é diagnosticada com sobrepeso ou obesidade. A obesidade é um fator de risco para o maior problema de saúde pública no mundo todo: as doenças crônicas, como as cardiovasculares, câncer e diabetes do tipo 2.

A obesidade é considerada evitável pela Organização Mundial da Saúde, agência da ONU especializada em saúde. Ela é evitável, mas difícil de tratar uma vez estabelecida. Atualmente, considera-se que não há um tratamento para a obesidade. Existem técnicas de tratamento, como dietas, remédios ou cirurgia bariátrica, mas, infelizmente, todas têm efeitos colaterais e riscos.

Obesidade

É difícil ser obeso na nossa sociedade. Os preconceitos são muitos e os estigmas são duros. É comum ouvirmos que a pessoa obesa é preguiçosa, não faz exercício e não tem disciplina para controlar o que come. Muitas pessoas, inclusive parentes, tentam "ajudar" com dicas sobre alimentos, cirurgias, medicamentos, sem saber nada da vida da pessoa, e não a deixam em paz.

Estudos mostram que as pessoas com excesso de peso são as mais preocupadas com o que ingerem, porque comer acaba se transformando num problema. Comer um doce na frente dos outros é muito difícil por causa dos olhares críticos que parecem dizer: "Como você pode comer isso com o peso que tem?"

E eu pergunto: por que essas pessoas não teriam o direito de comer com prazer? Lembre-se das diretrizes francesas: todo mundo tem direito ao prazer de comer, que é um prazer essencial da vida. O mesmo conceito está no novo *Guia alimentar para a população brasileira* do Ministério da Saúde, que diz que a prática alimentar deve atender a "princípios de variedade, equilíbrio, moderação e prazer" e dedica um capítulo inteiro a falar sobre o ato de comer, o ambiente e o prazer proporcionado pela alimentação.

Além dos olhares e falas de reprovação – que podem vir até de pessoas próximas, com boas intenções –, as discriminações são muitas. Na hora de procurar um emprego ou de comprar roupas, por exemplo. Viajar é um castigo, porque os obesos nunca sabem como vai ser a poltrona e quem vai estar ao lado. Em todo lugar, eles se lembram do tamanho que têm e de como a sociedade não os aceita. É difícil ficar feliz e em paz nessas condições.

O preconceito com a obesidade tacha o obeso de culpado, de não fazer o suficiente para mudar a situação.

Trabalhei muitos anos no ambulatório de obesidade infantil do Hospital das Clínicas da Faculdade de Medicina da USP, em São Paulo. Não havia e continua não havendo tratamento ideal para a obesidade. Qualquer método vem sempre acompanhado de efeitos colaterais. Porém é comum escutar que é fácil emagrecer: é só fechar a boca e malhar. Não é! Isso simplesmente não é verdade.

Repito: ganhar peso não é sinal de fraqueza nem de falta de força de vontade. É resultado de um metabolismo de ganho de gordura que pode ocorrer por várias razões, não só por comer demais e não fazer atividade física.

No caso da obesidade infantil, é importante ressaltar que a criança não decide seu estilo de vida, o que será servido em casa nem o que vai lanchar na escola. A criança é mais vítima do que responsável por sua condição. Pense bem: algumas crianças com seis meses já apresentam obesidade. Não dá para falar que esses bebês são preguiçosos e não têm força de vontade, dá?

==É muito difícil trabalhar com crianças porque, na verdade, precisamos trabalhar com os pais e mudar o ambiente alimentar da criança.==

No ambulatório de obesidade infantil do Hospital das Clínicas, no grupo da Dra. Sandra Villares, sempre solicitávamos a participação dos pais ou responsáveis. Eles também tinham seus pesos aferidos, porque queríamos deixar claro que a família toda deveria ter consciência. Não era do nosso interesse colocar toda a responsabilidade na criança. Quando havia a adesão dos pais, era maravilhoso observar toda a família se beneficiar de uma melhora sustentável da saúde.

Transtorno alimentar

Tempos atrás, acreditava-se que os transtornos alimentares eram "coisa de menina adolescente". Hoje, a história é outra. Homens e meninos, assim como mulheres com mais idade e crianças cada vez mais novas, estão procurando tratamento para dificuldades ou transtornos alimentares.

No consultório, recebo pacientes cada vez mais jovens e ouço muitas histórias de pessoas engajadas em dietas radicais, jejum, vômito autoinduzido, remédios para emagrecer ou laxantes. Ainda mais assustador é o fato de que meninas muito novas começam a se preocupar com o corpo e a dizer que querem ser mais magras.

> Em vez de brincar ou de se concentrar na escola, as crianças estão preocupadas com a contagem de calorias. Isso não é nada saudável!

Transtornos alimentares são doenças mentais complexas, decorrentes de uma variedade de fatores que se relacionam. Ser capaz de reconhecer os sinais de alerta e se tornar parte ativa do tratamento favorecem o processo de recuperação. A ajuda da família nesse processo é considerada de extrema importância e quanto mais cedo a intervenção, melhor o prognóstico.

Se você suspeita que seu filho ou sua filha tenha dificuldade alimentar, procure conversar com ele (ela). Evite as acusações e comece com uma abordagem aberta, como: "Notei que você não tem comido sobremesa ultimamente. Há alguma razão para isso?" Pergunte o que está acontecendo e não tenha medo de falar. Às vezes, os adolescentes pensam que ninguém notou nada, então está tudo bem. Seja solidário e apoie seu filho ou sua filha. O melhor é intervir o mais cedo possível e procurar um profissional especializado que possa, com um tratamento, contribuir para que a recuperação seja mais rápida.

Dietas restritivas

Nunca fiz dieta na vida e, depois de me formar em nutrição, encontrei um problema: não queria receitar dietas restritivas às pessoas. Achava isso contraintuitivo e errado. Como eu, uma nutricionista, poderia exigir de uma pessoa que tivesse um padrão rígido para comer, com quantidades controladas, contando calorias e, mais ainda, exigir que comesse a mesma coisa todos os dias? Como poderia avaliar a fome de uma pessoa quando ela chegasse à mesa? Como poderia me certificar do teor nutritivo do alimento que essa pessoa iria comprar, se tudo depende da origem, da qualidade, do tamanho e do modo de preparo? Como poderia saber o gosto e a felicidade de alguém na hora de comer?

A segurança de nutricionistas recém-formados, com 20 e poucos anos, me deixa perplexa. Jamais terei essa segurança de receitar regras tão rígidas para alguém, embora pareça ser o que as pessoas procuram. Claro que eu saberia receitar uma dieta restritiva para obter um bom resultado nos meses seguintes, mas e depois?

Portanto, nunca receitei dietas para as pessoas que me procuraram. Sei que pareço uma nutricionista pouco convencional, mas sempre pensei que um plano alimentar com quantidades e horários definidos era uma receita fadada a fracassos e frustrações. Mesmo quando eu trabalhava fazendo atendimento nutricional no circuito de saúde de uma empresa, não estabelecia planos alimentares, mesmo que fosse uma exigência da companhia.

Na minha opinião, um plano alimentar confunde mais a cabeça da pessoa, que fica tentando seguir esse plano e se esquece das próprias sensações. Por exemplo, se o plano diz que às 12h30 a pessoa precisa comer duas colheres de arroz e meia concha de feijão, 100 gramas de carne, etc., ela coloca essas quantidades no prato e come. Provavelmente não comeria isso se seguisse sua fome e seu apetite.

Como saber como estará a fome de alguém quando se sentar à mesa? Como saber a situação que vai enfrentar naquele dia? Dia de feijoada? Dia de aniversário? Só ele sabe e, caso não saiba, é importante procurar ajudá-lo a resgatar essa informação, porque essa é a chave para uma vida tranquila com a alimentação e com um peso saudável e estável. Essa pessoa precisa voltar a sentir fome e saciedade. Esse é um dos eixos principais do meu tratamento.

Mas, afinal, o que é fazer uma dieta restritiva?

Aqui, vou chamar de dietas restritivas aquelas que controlam a quantidade (contagem de calorias) ou a qualidade dos alimentos (diminuição ou proibição de grupos alimentares), e que fazem a pessoa passar fome ou perder peso rapidamente.

Em geral, não é adequado cortar um grupo alimentar. Somos onívoros, ou seja, animais que comem de tudo. Quando você corta um grupo alimentar, pode assustar o corpo.

Evidentemente, a pessoa que segue esse tipo de dieta vai emagrecer a curto prazo e, claro, vai se sentir poderosa e feliz por perder peso de maneira fácil e quase milagrosa. Mas o risco que ela corre é de recuperar todo o peso com mais gordura e menos músculos do que tinha no início. Resultado: a pessoa fica mais gorda a longo prazo.

Entre as dietas que proporcionam emagrecimento rápido há algumas que estão fazendo muito sucesso agora, com essa moda de cortar carboidratos, como as dietas de proteína, *low carb* e *paleo*. Quando aderimos a esse tipo de regime alimentar, nosso corpo é agredido e precisa encontrar em algum lugar os nutrientes que estão faltando, em geral, nas nossas reservas para sobreviver; assim, vão-se os músculos junto com as gorduras. É por isso que a pessoa emagrece.

Embora muitas pessoas estejam cientes de que esse tipo de dieta não funciona a longo prazo, ficam chocadas ao saber que o processo de fazer dieta em si (independentemente da genética) aumenta a propensão de seu corpo a ganhar peso, sobretudo a ganhar gordura.

Um estudo de 2012, que comparou 2 mil pares de gêmeos (ou seja, 4 mil pessoas), perguntou a eles se tinham feito dietas. Foi muito interessante porque, mesmo tendo a mesma genética, o gêmeo que já tinha feito dieta costumava ser mais gordo que o outro e quanto mais dieta tinha feito, mais gordo era. Os resultados indicam que fazer dieta, independentemente da genética, é algo associado ao ganho de peso e aumenta o risco de sobrepeso. O estudo concluiu perguntando: será que fazer dieta engorda? O autor declarou que provavelmente fazer dieta era um fator determinante da epidemia de obesidade.

Biologicamente, o corpo sente o processo de dieta como uma forma de inanição. O cérebro não sabe que você está voluntariamente restringindo a ingestão de alimentos para emagrecer e atingir um padrão de beleza que não é necessariamente saudável para você.

A maioria das pessoas que fazem dieta acha que, se o peso volta, é porque elas falharam e não tiveram força de vontade para continuar a disciplina da dieta, quando, na verdade, é o corpo que não permite emagrecer mais. Quem faz dieta se desconecta dos seus sinais de fome e saciedade; na ausência de fome, pode acabar comendo por outros motivos – por razões emocionais, por exemplo –, além de não sentir saciedade ou de perder o diálogo com o corpo sobre as vontades alimentares biológicas.

Mas o mais difícil dessas dietas é suportar passar fome. Frequentemente, vejo pessoas muito perdidas que receberam vários tipos de dica para enganar a fome, como beber um copo de água gelada ou fazer atividade física para esquecer a fome. A internet está repleta não só de dietas, mas também de dicas sobre como aguentar a dieta, como as que encontrei recentemente "para evitar que a ansiedade noturna e a vontade de quebrar a dieta sejam maiores do que a sua força de vontade". Pois é, até dá para esquecer a fome durante a correria do dia a dia, mas dar conta dela à noite, quando você está relaxando em casa, é outra coisa.

Existe um spa, nada barato, que as pessoas frequentam para comer menos e perder peso. A redução de calorias imposta nesse spa é assustadora. Uma colega nutricionista me contou que certa vez alguém contratara um helicóptero para jogar bombons na área externa do spa porque não aguentava mais a privação. Parece que os hóspedes escondem leite condensado em tubos de pasta de dentes e que alguns tentaram matar os patos da lagoa para comer.

Como chegamos a essa loucura? O desenvolvimento econômico permitiu reduzir a fome no país, mas agora todos parecem acreditar que somos obrigados a passar fome para melhorar a saúde. Em 2014 o Brasil saiu oficialmente do mapa internacional da fome da FAO, a Organização da ONU para a Alimentação e a Agricultura. Isso é uma notícia fantástica. Agora o que mais vejo no meu consultório são pessoas passando fome voluntariamente. Seria cômico se não fosse trágico.

Outros problemas dessas dietas são a perda da autoestima, a falta de confiança no próprio corpo, o aumento do estresse, a insatisfação com o corpo e a vergonha. O estresse do cérebro diante da fome criada pela dieta pode provocar um desequilíbrio do humor e aumentar a irritabilidade, a ansiedade ou a depressão.

Várias pessoas que me procuram frequentaram clínicas, também nada baratas, para seguir dietas muito rigorosas. Nelas, além de aprender a reduzir o que comem, têm sessões em grupo cuja meta é ajudar a manter o controle. O que ouvi a respeito dessas sessões também é assustador. Uma das dicas que oferecem é para a pessoa comer sozinha na frente de um espelho para "ver como ficamos feios quando comemos". Também fazem comentários como "Você não pode ter prazer em comer", ou "A comida é uma droga". Ninguém merece um tratamento desses.

No fundo, não existe "dieta restritiva saudável".

==Uma dieta que faz você passar fome ou perder peso rapidamente não é saudável.==

Resumindo, fazer dieta é perigoso para a sua saúde, pois:

- Desregula o apetite.
- Eleva o risco de ganhar mais peso e de desenvolver obesidade.
- Aumenta a preocupação alimentar, o comer emocional e o risco de ter transtornos alimentares e perder o controle.

Todas as pessoas (ou quase todas) com transtorno alimentar tratadas no hospital da USP começaram com uma dieta restritiva.

Um estudo mostrou que 49% das pessoas que fazem dietas podem experimentar compulsões pós-dieta. Outro estudo de longo prazo observou 31 dietas e descobriu que cerca de dois terços das pessoas que as praticaram recuperaram mais peso do que tinham perdido e que a dieta foi associada a um ganho de peso constante. Como as pessoas tendem a fazer dieta após dieta, passando de uma para outra durante toda a vida, é fácil ver como a dieta pode ser um precursor para o efeito sanfona e o caminho para a obesidade.

==O ganho de peso é fisiológico, não uma questão de força de vontade.==

É importante entender que, com as dietas restritivas, as pessoas são vítimas de um sistema que só pode fracassar. A "fraqueza" não é pessoal, é normal fracassar. Dieta não é solução – é problema!

E A DIETA PERSONALIZADA?

Sei que vários lugares vendem a promessa de elaborar uma dieta personalizada, usando técnicas nem sempre comprovadas. A nutrição é uma ciência complexa, que necessita da análise de muitas informações bioquímicas, fisiológicas, genéticas e também emocionais. Independentemente dos avanços na ciência e na tecnologia, hoje não é possível ter certeza a respeito das quantidades e dos alimentos ou ingredientes adequados a cada um.

A dose, ou seja, a quantidade é superimportante. Sem a quantidade mínima, não se obtêm efeitos. Existe uma dose ideal e uma dose que, se aumentada em excesso, pode se tornar prejudicial. Cada corpo reage a sua dose e nem sempre reage à mesma dose o tempo todo. Cada corpo é único. Precisamos nos lembrar disso antes de dar dicas elaboradas e rígidas.

Afinal, como outro ser humano pode saber como estará a sua fome no almoço de terça-feira? Ou se você sofreu um estresse e precisa recarregar as bases de neurotransmissores?

Você é o dono da sua fome e do seu corpo e é você que sente bem-estar ou não! Da mesma maneira, deixe seu filho lidar com a fome dele. Respeite-o. O seu papel de mãe ou pai é oferecer a qualidade alimentar em horários regulares. Não existe dieta personalizada para você ou para seu filho que consiga dar conta de todas as necessidades nutricionais, emocionais e sociais. Não caia nessa.

COMO COMER ENTÃO?

Muitas vezes, comemos correndo, sem reparar no que comemos e sem perceber nossas sensações de fome ou saciedade. Comer virou um ato meio automático, como se precisássemos apenas abastecer a energia do corpo. Não damos crédito à qualidade do que comemos, deve só ser rápido e barato; assim, engolimos a comida geralmente sem mastigar muito. Pior ainda, comer passou a ser uma perda de tempo.

Você já se sentou para comer na frente da TV e, de repente, se deu conta de que o prato estava vazio? Ou já comeu com tanta fome que engoliu a comida em menos de 10 minutos e ficou com a sensação de que não foi suficiente? Com regras de nutrição cada vez mais rígidas e difíceis de seguir, tentamos controlar o que comemos e nos desligamos do nosso corpo e da nossa intuição.

O recado que recebemos é que precisamos ter sempre disciplina. Usamos então, para comer, a parte do cérebro chamada córtex, a parte racional e educada que sabe cada vez mais sobre nutrição e fica perdida no oceano de informações. Esquecemos que comer é também um ato intuitivo e que precisamos respeitar nosso cérebro "animal".

O ato de comer é, sim, em parte automático. É como respirar: não ficamos nos lembrando de respirar porque estamos no modo automático o tempo todo, para sobreviver. Conseguimos controlar a respiração, mas não por muito tempo, porque o cérebro "animal" assume o controle. Com o ato de comer também é assim: é extremamente cansativo controlar tudo o que comemos, sobretudo quando nos recusamos a escutar o nosso instinto.

COMER BEM: UMA DEFINIÇÃO

Comer bem é comer quando se está com fome e até ficar satisfeito, escolhendo alimentos por prazer, e não apenas por dever. Você tem que comer o que gosta e não somente aquilo que acha que deve. Claro que é preciso incluir alimentos variados e saudáveis, mas sem ser restritivo a ponto de deixar de comer alimentos prazerosos.

Você pode se permitir comer porque está feliz, ou triste, ou porque o prato é gostoso. Pode, ocasionalmente, comer demais e se sentir estufado ou desconfortável, ou também

> comer menos, desejando ter comido mais. Confie no seu corpo: ele lida bem com esses dias incomuns na alimentação.
>
> Não se alimente realizando outras atividades concomitantes; dedique tempo e atenção ao ato de comer, sem que isso se torne uma obsessão do dia inteiro. Comer bem é se alimentar de maneira flexível, variando e respeitando as porções, a agenda, a fome e a proximidade com o alimento.*

O problema fundamental é que nós perdemos a habilidade instintiva de ter consciência ao comer. Mas podemos resgatá-la! Já foi demonstrado o benefício de escutar o próprio corpo e de ter mais consciência. Esse conceito, com raízes nos ensinamentos budistas, propõe que dar mais atenção ao sabor e à textura dos alimentos, e também à fome e à saciedade, pode ajudar a se chegar a um peso saudável.

COMER CONSCIENTE PODE SER UMA SOLUÇÃO PARA NOSSA VIDA AGITADA

A prática de comer consciente ou com atenção plena (*mindful eating*, em inglês) pode nos ajudar a reconectar o corpo com a mente e assim sair do piloto automático na hora de comer.

Essa abordagem de *mindfulness* envolve estar presente e plenamente consciente do que está acontecendo com você e ao seu redor. A prática é incentivada como uma forma de aliviar o estresse, a pressão alta e os problemas gastrointestinais crônicos.

Deixamos de aproveitar a comida e o momento das refeições, e, fisiologicamente, o corpo também fica com essa sensação de que não se alimentou de forma suficiente ou satisfatória. Precisamos retomar a consciência do que comemos e valorizar esse ato, o que não só vai nutrir nosso corpo e nossa alma, mas também ajudará nossa saúde a longo prazo.

---

* Tradução adaptada de texto publicado em www.ellynsatterinstitute.org; © 2018 Ellyn Satter.

Se alguém come muito rapidamente, a saciedade pode vir apenas de a pessoa comer em excesso. Há também razões para acreditar que comer enquanto estamos distraídos por outras atividades, como ver TV, dirigir ou digitar, retarda ou interrompe a digestão.

Além disso, há estudos que sugerem que quem come com culpa acaba comendo mais e não digere da mesma maneira que o faria em situações ditas normais. Isso porque a digestão envolve uma complexa série de sinais hormonais entre o intestino e o sistema nervoso.

==Sem uma boa digestão, podemos perder uma parte do valor nutritivo de alguns dos alimentos que consumimos.==

Se mastigar devagar e saborear a refeição, você vai sentir a saciedade chegar antes e sairá da mesa satisfeito e tranquilo, sem a sensação de ter exagerado. Tudo isso com consciência plena do que comeu e das suas escolhas, sem preocupação ou culpa.

Há várias pesquisas sobre *mindful eating* ou "comer consciente", e elas sugerem que, entre outros benefícios, essa forma de se alimentar:

- ajuda a reduzir compulsões;
- controla vários estados emocionais;
- facilita escolhas alimentares conscientes;
- desenvolve as percepções de fome e de saciedade; e
- cultiva a autoaceitação.

Entenda, portanto, que comer melhor é comer com mais consciência. Vamos rever o automatismo acelerado e procurar curtir mais nossas refeições, sem estresse?

Mas como comer consciente?
Essa prática do "comer consciente" se baseia na ideia de estar presente e com atenção total ao que está acontecendo no momento, tanto externa como internamente. Estar presente significa evitar as distrações ou perturbações, perceber as cores, os cheiros, os sabores e as texturas da comida, mastigar devagar, desligar a TV ou o computador e largar o celular. Além

dessa atenção ao momento presente, envolve também aprender a lidar com a culpa e a ansiedade relacionadas ao alimento.

Muitas pesquisas sugerem que uma forma mais lenta e mais consciente de comer pode auxiliar com os problemas de peso e talvez ajudar algumas pessoas a ficarem mais distantes de alimentos processados e mais próximas de escolhas saudáveis.

Há pessoas que chegam ao consultório muito assustadas e com uma relação péssima com os alimentos: foram educadas a achar que tudo que é bom engorda ou, pior, pensam que não deveríamos ter prazer em comer.

Pense bem: quando foi a última vez que você comeu plenamente consciente, saboreando os alimentos e mastigando devagar? Vale a pena refletir e tentar aplicar essa ideia no momento da refeição. E saiba que quanto mais você pratica, mais rapidamente isso se torna um hábito.

Ao se concentrar no comer consciente e nas suas sensações de fome e saciedade, respeitando seu corpo e seu cérebro, você melhora seus hábitos alimentares, seu estilo de vida e a relação com sua imagem corporal, aumenta a atividade física e a satisfação com o corpo e diminui a busca pela magreza. Um estudo comprova esses dados. Os participantes desse estudo também apresentaram uma melhoria da saúde psicológica. Foram constatados os seguintes efeitos: redução de depressão, ansiedade e afeto negativo, e aumento da autoestima e da qualidade de vida.

Em geral, os estudos que incentivam as pessoas a comer intuitivamente ajudam os participantes a abandonar comportamentos não saudáveis de controle de peso, melhoram a qualidade metabólica, aumentam a satisfação do organismo e reduzem o sofrimento psíquico.

==É mais benéfico para a saúde física e mental do indivíduo promover atitudes não restritivas de comer, como o comer consciente, e incentivar a aceitação do corpo do que focar somente na perda de peso.==

Pesquisas com crianças mostram que elas correm menos risco de engordar se você cuidar mais do ambiente, sem falar do que elas estão comendo. Ou seja, não é só o que você come. É também como está comendo. Eu já disse antes que o comportamento alimentar é tão importante quanto o que se come, não é? O comer consciente é exatamente isso.

5 PASSOS SIMPLES PARA PRATICAR O COMER CONSCIENTE

1. Respeite seu corpo e sua fome. Pergunte-se: *O que estou sentindo? Como está minha fome?* Respeite sua fome e sua saciedade, escute seu corpo e responda às sensações – algo que é simples para um recém-nascido e parece difícil para nós, especialmente para quem tem uma história de muitas dietas e restrições. Às vezes não sabemos mais se o que sentimos é fome ou ansiedade, ou até mesmo cansaço. Por isso precisamos voltar a conversar com nosso corpo. Está perdido? Respeite as refeições principais: café da manhã, almoço, lanche da tarde e jantar. Não espere uma fome de leão chegar. Respeite sua fome física.

2. Respeite suas vontades. Pergunte-se: *O que eu quero realmente?* A ditadura da magreza e o terrorismo nutricional nos fazem escolher opções que não são necessariamente aquelas que queremos – e isso pode nos deixar frustrados. É importante fazer as refeições principais com qualidade, decidir o que é melhor no momento presente, mas também respeitar nossas vontades. Você quer um chocolate? Por que não saborear um depois do almoço?

3. Respire fundo para voltar ao momento presente. Pergunte-se: *Estou vivendo o momento ou pensando em outra coisa?* É interessante notar que uma respiração profunda ajuda a diminuir o estresse interno. Quando você respira profundamente várias vezes, sente quanto isso acalma sua mente acelerada e coloca você no momento. Sente-se à mesa, desligue por um momento todos os aparelhos de som e vídeo, tente prestar atenção ao aqui e agora e, se puder, compartilhe o momento com alguém para torná-lo mais gostoso.

4. Curta o momento. Concentre-se no ato de comer. Pergunte-se: *Estou saboreando a comida? Estou comendo* *devagar?* Coma devagar, uma garfada de cada vez, mastigue bastante antes de engolir. Perceba o cheiro, a cor, a textura e a sensação da comida na boca. Comer com mais atenção fará com que você diminua a velocidade habitual e saia do automatismo. Faça pausas durante a refeição para interromper o automatismo acelerado. Lembre-se de que você pode comer qualquer alimento de novo e que não existem alimentos proibidos. Isso vai ajudar a diminuir os pensamentos constantes sobre comida.

5. Saboreie sem culpa. Procure mais satisfação, mais prazer. Pergunte-se: *Estou saboreando sem culpa?* Pense menos e sinta mais. Coma sem culpa e sem regras rígidas. Comer com culpa faz a gente comer mais. Saiba que o sinal de satisfação demora a chegar ao cérebro, então tente dedicar pelo menos 20 minutos à refeição. Foque nutrir bem seu corpo; é o único que você tem! Não engane seu corpo, respeite-o. A comida é uma bênção e deve ser saboreada e apreciada. Faça as pazes com a comida. O alimento é seu aliado, não seu inimigo.

COMER COM PRAZER NÃO É COMER COM GULA

Quando falo em comer com prazer, não estou falando de dar carta branca à gula. Comer com prazer é diferente de comer com gula. É verdade que, no consultório, quando libero os alimentos que as pessoas eram absolutamente proibidas de comer, de certa forma isso gera uma euforia e um exagero em comer. Mas só no primeiro momento. Em geral, esse sentimento não dura muito. O simples fato de autorizar a ingestão do alimento diminui a importância dele. E então é mágico: a pessoa fica encantada por conseguir comer com prazer, sem essa mentalidade de despedida, e aos poucos passa a comer tudo com mais moderação e consciência. Escuto muito: "Dra. Sophie, agora que posso comer o alimento (chocolate, bisnaguinha, etc.), não quero mais!"

Resgatar o prazer não significa liberar tudo nem chutar o balde. É comer devagar o alimento de que você gosta, saboreando-o de verdade e sem estresse. Dessa forma, você vai ficar satisfeito antes e comer quantidades menores. Duvida? Faça a experiência.

COMER PARA EMAGRECER

Como combater ou evitar o sobrepeso e também impedir o transtorno alimentar?

Comendo.

Entendo que você esteja habituado a pensar que basta fazer dieta ou controlar o que come para que o corpo venha a reagir. No entanto, as tentativas de obrigar o corpo a seguir numa direção em que ele não quer ir só fazem com que você perca o equilíbrio. O corpo não é uma máquina com os botões "liga" e "desliga"; ele é vivo e reage. Quanto mais estressado estiver, maior vai ser o risco de engordar. Com paciência e consistência, você vai mostrar ao seu corpo que ele não precisa armazenar gordura porque está com saúde, bem nutrido e tranquilo.

Coma melhor, coma com mais qualidade, seja ativo, sem exageros, e veja sua vida melhorar e você chegar ao seu peso saudável! Trata-se de uma transformação gradativa do seu estilo de vida, sem sofrimento ou culpa, sem restrições ou proibições, tudo progressivamente para que você ganhe em qualidade de vida, bem-estar e autoestima.

Emagrecer comendo e curtindo. Parece impossível, mas é um fato.

Você verá que esse caminho não é difícil. O melhor é que não é preciso cortar nada do que você gosta nem passar fome ou ter medo de perder o controle.

Você lembra como era a sua relação com a comida quando era criança, não se preocupava com calorias e alimentos "proibidos" ou "ruins" e comia com prazer e sem preocupação? Quero que volte a ter esse prazer da infância todos os dias, várias vezes ao dia, sem culpa e sem medo de engordar.

Por que não tentar? Não custa nada. Tente por três meses. Após esse período, você não vai querer voltar ao ritmo antigo, pois estará vivendo com um estilo de vida melhor e de maneira sustentável.

O que são três meses na sua vida para se livrar de uma vez por todas do sofrimento com o peso e das restrições?

QUANDO PROCURAR AJUDA

Se você já fez muitas dietas e vivenciou o efeito sanfona, serão necessárias paciência e reeducação alimentar. Resgatar o comer intuitivo ou consciente é o caminho. Como cada pessoa é única e cada caso é um caso, às vezes é importante buscar ajuda profissional. Não hesite em procurar o apoio de profissionais capacitados se achar necessário.

Se está convivendo com a compulsão, busque ajuda de médicos, nutricionistas e psicólogos especializados em transtornos alimentares.

Se a situação é de obesidade, faça um check-up médico para avaliar se existem alterações metabólicas ou dificuldades como apneia do sono. E atenção: quando lhe sugerirem uma dieta restritiva, pense duas vezes antes de mergulhar de cabeça nela.

Independentemente do seu caso, lembre que seu peso é consequência do seu estado de saúde e bem-estar, e não o contrário. Por isso, é importante focar na saúde, e não no peso.

Fique atento! E, como diz o provérbio: "É melhor prevenir do que remediar."

O EFEITO SOPHIE

Em 2014, o querido Luiz Roberto Pecoits Targa, dono do antirrestaurante Mesa de San Miguel, em Porto Alegre, me falou do "efeito Sophie". Ele me explicou que, acompanhando minha página na internet, lendo meu blog e alguns artigos, conseguiu realizar várias mudanças no comportamento alimentar. Transcrevo aqui, com a autorização dele, parte do depoimento que me enviou:

"Li vários materiais e pensei: então eu posso comer o que quiser, quando quiser, como quiser, quanto precisar e não preciso mais ficar nervoso com isso. Deixou de ser crime comer, deixou de pairar sobre mim a ameaça da privação. Daí, me tranquilizei, não precisei mais sentir 'fome', nem me preocupar com isso, e comecei a diminuir a quantidade do que comia porque prestava atenção ao momento da saciedade. E a balança começou a 'despencar', o cinto também começou a folgar! Chamei isso de 'efeito Sophie'. E fiquei contente comigo mesmo, me senti seguro."

Tenho recebido muitos depoimentos desse tipo, o que me deixa extremamente feliz e me conforta na minha missão. O que aconselho, tanto nos meus atendimentos quanto neste livro, é uma transformação que oferece resultado na sua qualidade de vida, que vai deixar seu corpo bem nutrido e se sentindo melhor, enviando para o cérebro o recado de que você está bem e não precisa armazenar tanta gordura, caso esteja com excesso de peso. Estou falando de uma transformação sustentável.

Para isso, você precisa rever crenças e mitos.

Tudo com moderação, sem restrição, sem frustração, sem exagero, sem modismo, sem milagre, sem segredo de amiga, sem dieta de revista, da internet ou da vizinha, sem shake, sem passar fome, apenas honrando suas vontades e seu prazer de comer.

A melhor maneira de obter resultados é aceitar que esse é um processo às vezes lento, que a perda de peso deve ocorrer gradualmente, mas, veja bem, de forma sustentável.

Já que estamos falando de estilo de vida sustentável, você deve escolher um estilo de vida que tenha qualidade, sem frustrações, sem culpa. Assim, deve comer com qualidade e aumentar a atividade física de forma saudável, progredindo tranquilamente, sem susto e sem muito estresse.

Como fazer isso?

Olhe para a sua vida e para a relação que tem com os alimentos de maneira diferente da que lhe foi ensinada.

Procure recuperar o diálogo com seu corpo, estar mais consciente das suas sensações. Atenha-se mais ao momento. Pare de se culpar pela falta de força de vontade e pelo fracasso. O seu corpo só estava protegendo você das agressões que vivenciou e que passaram a ele a impressão de que estava correndo perigo.

Comece a recuperar sua vida e sua alimentação, comendo com qualidade mais alimentos verdadeiros e frescos e, dessa forma, diminuindo o consumo de alimentos ultraprocessados.

Se tiver qualquer dúvida em relação a sua saúde, é sempre melhor consultar um médico ou um profissional especializado primeiro. Os conselhos que vai encontrar aqui são dicas de bem-estar e saúde, que não substituem um profissional da saúde.

Na Parte 2, apresento os sete segredos que elaborei para uma relação mais leve e prazerosa com a comida, que tem como consequência o emagrecimento sustentável e verdadeiro. São a chave para transformar sua vida e para você fazer as pazes com seu corpo, com sua alimentação e, assim, chegar a um peso saudável.

• PARTE 2 •
OS SEGREDOS DA SOPHIE

Se você já se cansou de contar todas as calorias do que come, se está fazendo uma dieta após outra e perdendo e recuperando peso (ou até mesmo ganhando), se faz muito exercício e não consegue emagrecer, esta parte do livro é para você. Quem tem dificuldade para comer ou medo de determinados alimentos, sempre controlando a alimentação e às vezes perdendo o controle, também vai se beneficiar dos segredos da Sophie.

Imagino que esteja habituado a pensar que basta fazer dieta para emagrecer. No entanto, as tentativas de obrigar o corpo a seguir numa direção em que ele não quer ir só fazem com que você perca o equilíbrio.

O corpo é vivo e reage. Quanto mais estressado, maior será o risco de engordar. Com paciência e consistência, você vai mostrar a ele que não precisa armazenar gordura porque está bem nutrido e tranquilo.

Comendo melhor, com mais qualidade, e se mantendo ativo, sem exageros, você verá sua vida melhorar e, assim, chegará a seu peso saudável. Trata-se de uma transformação gradativa do seu estilo de vida, sem sofrimento ou culpa, sem restrições ou proibições, tudo progressivamente para que ganhe em qualidade de vida, bem-estar e autoestima.

Emagrecer comendo e curtindo parece impossível, mas é um fato. E o caminho não é difícil. O melhor de tudo é que não é necessário cortar nada do que você gosta nem passar fome ou ter medo de perder o controle.

Agora que você chegou até aqui, espero que tenha entendido duas coisas:

1. **As dietas restritivas não funcionam a longo prazo e podem até fazer você engordar.** Contar calorias, eliminar grupos inteiros de alimentos, fazer jejum ou praticar muita atividade física visando perder peso não é saudável nem sustentável.

2. **A relação com a comida deve ser leve e prazerosa.** É um direito seu sentir prazer à mesa, se alimentar de forma variada e saborosa e não pensar em comida 24 horas por dia. Ter medo de certos alimentos, viver controlando o que come, ser vítima de compulsões ou desenvolver um comer transtornado não é normal e não representa uma vida saudável.

Nesta parte do livro vou compartilhar sete segredos para melhorar a qualidade de vida e transformar a relação com a alimentação, sem sofrimento nem privação e sem precisar controlar tudo o que você vai comer. No final de cada segredo, incluí uma história real, mas mudei os nomes para proteger a identidade das pessoas.

Os segredos da Sophie são a chave para transformar sua vida, fazer as pazes com seu corpo, com sua alimentação e, assim, chegar a um peso saudável. Mas nada de sair em busca da perfeição; como qualquer transformação que valha a pena, tudo deve ocorrer gradativamente e no seu tempo.

SEGREDO 1

FAÇA AS PAZES COM O SEU CORPO

- **Pare de declarar guerra contra si mesmo.**
- **Aceite seu corpo: ele é o único que você tem.**
- **Confie em você.**
- **Pare de se pesar o tempo todo.**

Você está em guerra contra você? Está infeliz com seu corpo? Sempre acaba decepcionado com os resultados das suas ações para emagrecer?

Se está lendo este parágrafo, provavelmente não está satisfeito com seu peso ou com seu corpo. Este é o momento de enxergar essa batalha contra si mesmo de outro jeito.

Minha sugestão é que você procure pensar de forma diferente e dê fim a essa guerra. Seu corpo é o único que você tem; ele é, inclusive, seu melhor amigo. Lutar contra ele gera um estresse que o cérebro interpreta como um perigo, porque o cérebro não entende a magreza como beleza. Sem contar que esse clima autodestrutivo é corrosivo para a autoimagem e prejudica vários aspectos da sua vida.

Que tal aceitar seu corpo em vez de odiá-lo, dançar com ele em vez de brigar, e curtir cada momento? Que tal terminar com a guerra e instaurar a paz e a leveza?

Quando seu corpo se sente bem tratado, percebe que você está bem e que não precisa acionar os mecanismos fisiológicos para protegê-lo de uma vida difícil e estressante. A biologia do corpo reage a princípios de adaptação e resistência, portanto, quanto mais você o agride, mais ele tem risco de engordar.

POR QUE VOCÊ QUER EMAGRECER? SERÁ QUE PRECISA MESMO?

As pessoas que querem emagrecer têm diferentes motivos para isso.

Então, primeiro, pergunte-se: por que eu quero emagrecer? E também: por que engordei?

Será que o motivo é apenas estético? Isto é, você acredita que ficaria mais bonito, feliz ou teria mais sucesso sendo mais magro? Ou é por motivos de saúde ou complicações metabólicas?

Você quer mudar a sua relação consigo mesmo ou quer apenas perder peso?

As pessoas que têm um peso saudável mas não estão satisfeitas com ele e querem emagrecer vão assustar o corpo. Obrigar o corpo a perder peso de maneira brutal e não saudável pode desregular o metabolismo e o próprio peso. Isso pode fazer com que você passe a vida toda num círculo vicioso de ganhar e perder peso, o famoso efeito sanfona.

Se estiver de fato com excesso de peso, é importante fazer uma avaliação com um médico para verificar como está sua saúde, pois não é necessariamente benéfico querer emagrecer e só focar na balança quando o corpo já está sofrendo com problemas de saúde. É provável que o ganho de peso tenha acontecido para proteger você, e se concentrar só no peso sem saber por que está engordando vai assustar ainda mais seu corpo.

Já pedi a algumas pessoas que vieram me procurar porque desejavam emagrecer que fizessem uma visita ao médico ou especialista primeiro, antes de pensar em perder peso, porque tinham suspeita de problemas de saúde. Por exemplo, uma mulher de 40 anos estava exausta, relatou um sangramento menstrual muito abundante e refluxo gastroesofágico permanente. Ela não ia ao ginecologista havia anos e não tinha feito nenhum exame para verificar a causa do refluxo, mas queria emagrecer com urgência e me procurou acreditando que eu poderia fazer alguma mágica. Ficou desapontada quando falei que um emagrecimento saudável não iria acontecer naquelas condições e sugeri que tratasse a saúde geral antes de qualquer coisa. Ao fazer um check-up, ela descobriu que tinha hipotireoidismo e uma forte gastrite; percebeu então que não adiantava atacar ainda mais o corpo antes de resolver essas dificuldades. Fiquei feliz que ela tenha entendido que forçar o corpo a emagrecer seria mais uma agressão.

O primeiro passo, portanto, é se concentrar na saúde.

Peso não é a causa, mas a consequência do seu estado de saúde e bem-estar.

Encontro muitas pessoas com excesso de peso contando que tudo começou com uma vontade de perder 3 quilinhos. É aquele velho círculo vicioso das dietas sobre o qual já falei bastante na Parte 1. Elas não precisavam emagrecer – estavam saudáveis e com peso estável –, mas aí fizeram dieta e tudo piorou.

Antes de querer emagrecer, você deve se perguntar por que quer emagrecer e lembrar que o seu cérebro percebe a gordura armazenada no seu corpo como uma proteção (falarei mais sobre o cérebro no próximo segredo).

Antes de querer ver outro número na balança, é importante se questionar sobre os fatores que o fizeram chegar a esse peso. O que pode ter levado você a ganhar esses quilos a mais? Fazer dieta restritiva é uma das causas, mas não é a única. Como está sua tireoide? Toma remédios? Tem muito estresse na sua vida atualmente?

Se você faz uma mudança radical demais, se procura uma perda de peso muito grande e rápida, isso vai ser percebido pelo seu cérebro como um estresse. O cérebro, que cuida da sua saúde, não entende de padrão de beleza e magreza; entende apenas que você perdeu proteção (gordura) rapidamente e pode acionar um mecanismo de adaptação para fazê-lo engordar de novo e talvez ainda mais.

Foi uma tentativa, ou várias, que deu início ao processo que fez você engordar ou foi outro estresse da vida que colaborou para que desenvolvesse um comer emocional? É interessante analisar isso para corrigir o verdadeiro motivo por trás do ganho de peso.

MUDE O FOCO PARA EMAGRECER DE MANEIRA SUSTENTÁVEL

A perda de peso permanente é o sonho de muitas pessoas. No entanto, mesmo com a abundância de dietas para emagrecimento e medicamentos existentes no mercado, a taxa de sucesso desses métodos é muito pequena. É importante olhar de outra maneira para o corpo, respeitá-lo e enxergar a perda de peso como uma consequência da melhoria da saúde e do bem-estar.

A Organização Mundial da Saúde nos dá uma boa definição de saúde: "Saúde é *um estado de completo bem-estar físico, mental e social, e não apenas a ausência de doenças.*"

Repare que essa definição não fala em peso e não enxerga a magreza como saúde. Há muitas pessoas magras sem saúde e muitas pessoas com excesso de peso que são saudáveis. Não é o peso que determina se você está com saúde, se está bem, feliz ou não. Não foque no peso, mas em como se sente. Foque na saúde, no bem-estar, caprichae na qualidade de vida. A balança não é sua amiga; ela não tem a capacidade de dizer se seu corpo está saudável. Uma das minhas pacientes me falou: "A minha balança não sabe nada de mim."

A insatisfação corporal geral que estamos vivenciando dá origem a muitos negócios e muito lucro. Questione as motivações das empresas. As indústrias da moda, dos cosméticos e da dieta ganham muito dinheiro determinando como cada pessoa deve ser e viver. Moda e cosméticos podem ser aspectos divertidos da vida, mas vale a pena tentar se encaixar em ideais irreais?

Além disso, cada vez mais os recursos do Photoshop são usados para manipular a realidade de forma totalmente enganosa. É fato que quanto mais inatingível for o padrão de beleza, mais compraremos os produtos oferecidos pelas empresas. Pense nisso. O problema é que esses padrões inatingíveis são impostos a uma geração inteira! Vejo que cada vez mais as próprias modelos se rebelam contra esses "retoques" e desejam ser mostradas como realmente são. Vamos lá, se rebele também!

RESGATE A CONFIANÇA NO SEU CORPO E EM SI MESMO

Será que você parou de se comunicar com seu corpo? Caso isso tenha acontecido, não significa que ele não se comunica mais; seu corpo continua mandando recados, só que você não sabe mais como escutá-los.

O que fez você perder essa habilidade? Vários fatores podem ter contribuído para isso, como o estresse, a correria do dia a dia, a pressa na hora de comer, as dietas ou o controle de alimentos e de calorias. É provável que, durante muito tempo, tenha terceirizado sua fome e vontade para outra pessoa ou dieta, deixando que decidissem por você. Ao se concentrar na parte racional do comer – o que comer, quanto comer –, você se desligou do seu corpo.

Para resgatar esses sinais básicos, é importante retomar a consciência e a atenção no seu corpo, sem ignorar os sinais, mas recuperando as sensações. Reconecte-se com seu corpo e pergunte: o que estou sentindo? O que meu corpo quer? Está com fome? Está com sede? Sinto cansaço, estresse ou uma vontade de comer algo bem específico? Faça a si mesmo essas perguntas e recupere a confiança em que seu corpo sabe melhor do que ninguém o que ele está precisando.

Por que você não escreve uma carta para seu corpo? É um exercício que às vezes aconselho como uma forma de mudar de foco. Não esqueça que talvez você esteja há anos em guerra contra ele. Que palavras você costuma dirigir a ele? Você falaria assim com um amigo? Você exigiria de um amigo o que exige do seu corpo? Retome o diálogo com seu corpo, peça desculpas se achar necessário. Imagine que ele seja um velho amigo com quem você está em falta e quer uma reaproximação. Agora você vai voltar a curtir a amizade com o seu corpo e talvez se surpreenda ao perceber o poder que isso tem de mudar a sua vida!

Você é o dono do seu corpo e da sua vida. Retome a confiança em si mesmo e note como seu dia a dia se tornará agradável. Resgatar ou estabelecer pela primeira vez a confiança no seu corpo não é fácil, e não acontecerá da noite para o dia, mas é uma reconciliação que precisa ser feita com tempo, carinho e celebração. Acabar com a guerra contra o corpo é um grande alívio que libera tempo e disponibilidade para tornar sua vida muito mais rica e prazerosa. As recompensas são enormes.

BOAS ATITUDES ALIMENTARES DOS PAIS PREVINEM TRANSTORNOS ALIMENTARES NOS FILHOS

Os distúrbios alimentares estão aumentando entre as crianças e seu surgimento está ligado à estrutura familiar: os pais servem de modelo para os filhos, por isso devem ser os primeiros a dar o exemplo em casa ao adotar uma alimentação saudável. Além da palavra, o comportamento dos pais tem um papel muito importante na educação dos filhos.

É importante lembrar que a infância é o momento de formação da personalidade, quando a criança aprende a se comportar, a expressar sentimentos e pensamentos. Durante esse aprendizado, o comportamento alimentar também é um meio para a expressão de sentimentos e experiências. A relação dos pais ou responsáveis com alimentos, a celebração ou não da comida têm impacto nas crianças.

Quando a criança não vê a alimentação de maneira positiva, aumentam os riscos de ela desenvolver transtorno alimentar. Também devem-se evitar comentários negativos sobre corpo ou peso. Em vez disso, fale da saúde e da importância de cuidar de um corpo saudável, de comer com prazer. O que você diz (ou deixa de dizer) na frente de seus filhos é extremamente importante. Lembre-se de que eles ouvem tudo. A percepção que você tem sobre si mesmo os afeta também.

Se você diz que está gordo na frente de seu filho, envia mensagens negativas sobre sua autoimagem, se coloca para baixo e pode influenciar a percepção corporal dele.

Privilegie os momentos de brincar e comer em família, com prazer e em ambientes tranquilos, sem julgamentos e com atitudes alimentares adequadas.

COMO FAZER AS PAZES COM SEU CORPO?

1. Saiba que seu corpo é perfeito.
Seu corpo é mais do que aquilo que você vê no espelho: é ele que possibilita sua vida, seu caminhar, seu pensar, todas as suas experiências. Portanto, cuide dele, porque é o único que você tem. Deixe-o crescer tranquilamente e ir até onde foi programado pelo seu DNA.

Tenha confiança em você e no seu corpo. Sinta-o, aceite-o, nutra-o, responda a ele e aprenda a escutá-lo. Você merece desfrutar de uma saúde melhor, viver em paz e se amar de verdade.

2. Pare de se pesar.
Não deixe a fita métrica ou a balança ditarem seu bem-estar. Medidas não devem lhe dizer como pensar ou se sentir. Livre-se dos números e tente se controlar em relação a como se sente sobre seu corpo e sobre você. Se desejar, se pese uma vez por semana ou por mês. Mas não o tempo todo. Quando você se pesa muitas vezes por semana, a balança acaba se transformando em um fiscal e você se esquece de perguntar a si mesmo como se sente.

3. Não fale criticamente de seu corpo.
Seja uma influência positiva para outras pessoas, especialmente para os mais jovens, evitando falar de peso e dos aspectos de que não gosta no seu corpo. Talvez você se sinta desconfortável por estar em paz com seu corpo quando todos ao redor estão tentando mudar. Mas, ao continuar seguindo as regras da mídia e da indústria da dieta, encorajamos um ideal de perfeição nocivo e inatingível. Precisamos dar um basta nisso.

4. Aprecie seu corpo de maneira diferente.
Em vez de se preocupar com o tamanho e a forma do seu corpo, aprenda a gostar dele pelo movimento, conforto, prazer e saúde que traz. Curta os momentos simples como, por exemplo, o sentimento de bem-estar que vem depois de uma atividade física prazerosa.

5. Pense nas qualidades que você realmente admira em outras pessoas.
Pense em pessoas que você admira de verdade pelos valores delas. Você

acha que o tamanho e a forma delas importam? Existem muitas outras coisas na vida mais importantes que o corpo.

6. Foque nas coisas de que gosta em você.
Em vez de pensar apenas naquilo que acha ruim, abandone a ideia de um corpo perfeito. Procure serenidade para aceitar coisas que não pode mudar, coragem para mudar aquelas que podem ser mudadas e sabedoria para saber a diferença entre elas.

7. Seja um modelo para os outros.
Não é fácil ir contra o pensamento da maioria, mas sempre existe quem corra riscos para crescer e definir novos padrões. Estabeleça um caminho para ser quem você realmente é. Sua autenticidade será uma inspiração para todos ao redor.

CASO REAL: O CÍRCULO VICIOSO DAS DIETAS RESTRITIVAS

A Vera, uma funcionária pública de pouco mais de 50 anos, me procurou porque não parava de engordar. Ela me disse que eu era sua última opção. (Que responsabilidade, não?)

Até os 30 anos, o peso de Vera foi estável, mas nessa idade ela quis perder 3 quilos e desde então ganhou e perdeu peso diversas vezes. Depois disso, nunca mais voltou ao seu peso "normal", foi engordando, engordando e deixou de ter uma relação tranquila com os alimentos.

Primeiro Vera foi ao endocrinologista. O médico receitou uma dieta restritiva e medicamentos para inibir a fome – anfetaminas, que, na época, eram bastante receitadas para emagrecer. Ela não perdeu 3 quilos, perdeu 10. Depois de um tempo, ganhou 12 quilos! Começava aí seu círculo vicioso de dietas, que basicamente funcionava assim:

"Se estou de dieta, emagreço. Depois de um período de

alegria (estou emagrecendo!), começo a me sentir cansada, frustrada e triste, e me revolto contra a dieta. Penso: eu mereço comer uma coisa gostosa, mesmo proibida. Vou comer uma só, mas acabo comendo tudo! Já que comi alimentos proibidos, vou comer quanto eu quiser e fazer uma despedida, pronto! Então me sinto culpada, me sinto gorda e, por isso, resolvo fazer outra dieta."

Vera entrou no meu consultório com 30 quilos a mais do que aos 30 anos. Tudo isso por causa de uma vontadezinha de perder 3 quilos para entrar no biquíni.

SEGREDO 2

CUIDE DO SEU CÉREBRO; ELE CONTROLA TUDO

- Diga não às dietas restritivas.
- Procure reduzir o seu estresse interno.
- Identifique o motivo do ganho de peso.
- Cuide do seu bem-estar.

Atualmente o conceito de que o corpo é controlável é transmitido por vários canais de informação. Aparentemente, é só fazer o que alguém recomenda ou vende – por exemplo, uma dieta, um tipo de atividade física, uma cirurgia, um suplemento milagroso – e você conseguirá o corpo dos sonhos. Sendo o corpo um material que podemos controlar ou modelar, tudo é apenas uma questão de planejamento, força de vontade, disciplina e dinheiro, não é?

Não, não é. O corpo é vivo e o tempo todo o cérebro, que é o maestro do corpo, se adapta ao meio ambiente. Ele controla tudo: as emoções, a fome e a saciedade, o equilíbrio energético – isto é, quanto vai armazenar de gordura – e, mais interessante ainda, controla nosso peso. Ele faz tudo isso para nos ajudar a sobreviver neste mundo.

Só que o mundo mudou muito em poucas décadas e a biologia do nosso corpo levou milênios para se desenvolver. Nossa programação instintiva foi elaborada durante milhares de anos para a realidade do homem pré-histórico, o "homem das cavernas". Ou seja, ela surgiu num contexto muito distinto do atual. Naquela época, era difícil achar alimentos e quem tinha gordura armazenada no corpo sobrevivia melhor à escassez. Hoje a oferta alimentar é abundante: há comida em todo lugar e, acima de tudo, ela é muito gostosa. Ao mesmo tempo, o padrão desejável é ser magro – aliás, a gordura é vista como algo feio e inaceitável – e o cérebro não foi programado para aceitar perda de peso facilmente. Não é de espantar que as pessoas encarem emagrecer como uma batalha! O corpo odeia restrição e perda de peso rápida.

Sabendo disso, o que você pode fazer para respeitar seu cérebro e chegar a um peso saudável e sustentável?

Vamos nos aprofundar um pouco mais nessa questão do cérebro e descobrir.

O PODER DO CÉREBRO

Durante anos nos ensinaram que ser magro era uma simples questão de controlar o que se come – isto é, quanto comemos e quanto gastamos em energia determinariam o nosso peso. Em 2007, um artigo escrito por pesquisadores da Universidade de Cambridge, na Inglaterra, sobre o controle hormonal do apetite chamou muita atenção porque deixou claro que a determinação do peso é um processo bastante complexo e regulado centralmente pelo cérebro. Não são o estômago nem o metabolismo que definem nossa massa corporal, mas o cérebro.

Em 2015, um estudo publicado na renomada revista científica *Nature* identificou 56 novos genes associados à obesidade e mostrou que eles eram principalmente expressados no sistema nervoso central, no centro de apetite. Isso aponta para uma mudança de paradigma na compreensão da questão do peso: a pergunta não é mais "Por que engordamos?", mas "Por que não paramos de comer?". A obesidade passa a ser vista como uma condição neurocomportamental, e não somente endócrina.

Em outras palavras, *como* comemos é tão importante quanto *o que* comemos.

Então vamos refletir sobre o cérebro? Vamos entender o que podemos e o que não podemos esperar dele?

Como expliquei na primeira parte do livro, o cérebro é muito complexo. Para simplificar, podemos considerar que ele tem duas partes distintas:

- **O córtex**, que é a parte educada, inteligente, racional, que conhece seu idioma e, às vezes, idiomas estrangeiros, e que também sabe muita coisa de nutrição. É ele que quer fazer dieta.
- **A parte primitiva**, que vamos chamar de "animal", age de forma instintiva e inconsciente e cuida da nossa sobrevivência. Ela controla mais de 80% do nosso comportamento; é o piloto automático responsável por nossas necessidades básicas, como respirar, dormir, ir ao banheiro.

Por exemplo, graças ao cérebro animal, não precisamos nos lembrar de respirar e assim liberamos o córtex para outras funções, como falar, pensar e raciocinar.

Quando enfrentamos uma dificuldade que o cérebro considera que pode afetar nossa sobrevivência, ele aciona mecanismos de adaptação provavelmente inatos e programados ao longo de milhares de anos, quando as condições de vida eram bem diferentes das de hoje. Muito tempo atrás, os homens viviam em cavernas. Não havia geladeira. A comida era escassa. Havia, entretanto, momentos de fartura, como o dia da caça de um animal ou a época das frutas. Sobrevivia à escassez de alimento quem havia armazenado gordura e, portanto, tinha energia para sobreviver.

Tudo indica que o nosso cérebro primitivo continua até hoje enxergando a gordura como proteção. E, com certeza, não enxerga a magreza como algo desejável. Assim, quando sente um estresse interno, o cérebro pode acionar os genes envolvidos com o armazenamento de gordura.

O cérebro reage a milhares de informações externas e internas. Quanto mais você tenta controlar e obrigar seu corpo a ir por um caminho que não é equilibrado para ele, mais vai assustar seu organismo e seu cérebro. Invariavelmente, isso leva a alterações na sua saúde e você corre o risco de ter flutuações de humor e ganho de peso maior do que originalmente determinado por sua genética. Você se recorda da pesquisa com os gêmeos idênticos? O gêmeo que fazia dietas acumulava mais peso, lembra?

E, por falar em acúmulo de peso, sempre achei curioso como os lutadores de sumô são muito maiores do que o padrão físico japonês. Alguns anos atrás, tive a oportunidade de conversar sobre isso com uma japonesa que entendia do assunto e perguntei como os lutadores são escolhidos: quais são os critérios usados para ter o privilégio de treinar para ser um lutador de sumô? Será que escolhem crianças já obesas?

A resposta me surpreendeu. Ela me contou que não, pelo contrário: as crianças escolhidas são magras e praticantes de esportes. O processo de fazê-las engordar começa depois da seleção.

Perguntei então como eles fazem para engordar àquele ponto.

Ela respondeu que, na verdade, os lutadores vivem em um ciclo de privação e excessos. Eles têm direito a comer apenas duas vezes ao dia e, quando se alimentam, comem até não serem capazes de tomar nem mais uma gotinha de água. O segredo, portanto, não era apenas comer muitas calorias, mas criar um clima de escassez seguido por exageros.

Não é isso que fazemos nesses ciclos de dietas e "recaídas"?

==Quanto mais você aprende a escutar e respeitar esse cérebro animal, mais você lhe envia um recado dizendo que está bem.==

COMO O CÉREBRO PERCEBE A PERDA DE PESO?

De modo diferente de você, com certeza!

Antigamente, como já comentei, quando alguém encontrava um amigo ou familiar na rua, a conversa girava em torno do clima: "Oi, o dia está lindo, não é?" Hoje não é mais assim. O que mais se ouve é "Bom dia, você emagreceu?" ou "Bom dia, você engordou?". Essa obsessão pelo peso é muito exagerada e leva a uma "gordofobia" nada saudável.

Muitas pessoas não pensam em outra coisa, como se perder peso fosse a única luta da vida delas. Essa preocupação com a gordura vai contra o seu instinto de preservação. Você está lutando contra seu cérebro "animal", para o qual a gordura é uma proteção. É muito melhor colaborar com seu equilíbrio e deixar o corpo decidir se ele está bem e com saúde do que exigir uma perda rápida de peso, que só o deixará estressado. É um caminho mais tranquilo e vai impedir que você entre em guerra contra seu corpo e seu cérebro. Assim vai ter mais paz e uma vida mais tranquila em relação ao seu corpo e à sua alimentação.

No meu consultório, o mais difícil é explicar isso às pessoas que já experimentaram uma perda de peso rápida e espetacular e ficaram com a impressão de que são capazes de controlar superbem o corpo. A verdade é que esse momento de vitória foi uma ilusão e o peso nunca se manteve de maneira sustentável.

Pense bem nas suas vitórias de emagrecimento. Quanto tempo elas duraram? Você precisa se convencer de que aquele "sucesso" é uma miragem, uma quimera: o corpo não vai aceitar nem permitir que perdure. É preciso olhar para o problema com paciência e ver a perda de peso sustentável como algo que ocorre devagar e com saúde. Sei que não é fácil encarar dessa forma neste mundo de consumo. Temos pressa. E, ao contrário do que muitos sugerem, emagrecer não é uma questão de simplesmente pagar para ter o que se deseja.

O tempo do corpo é outro.

Quanto mais o metabolismo for agredido com estresse, dietas e medicamentos, sofrendo alterações metabólicas constantes, mais tempo pode levar para emagrecer e atingir um peso saudável. Se tiver pressa, ficará preso no círculo vicioso do efeito sanfona. O primeiro foco, portanto, é parar de engordar.

A beleza do nosso metabolismo, do nosso corpo, dos nossos genes é que eles são muito plásticos, ou seja, têm a possibilidade de mudar e sarar. O corpo é fantástico. Se você retomar uma relação mais tranquila com ele, vai sentir um aumento significativo da qualidade de vida e terá boas surpresas.

PENSAR QUE É GORDO AUMENTA A PROPENSÃO A GANHAR PESO

Uma pesquisa de 2012, que acompanhou jovens durante 11 anos, mostrou que adolescentes com peso normal – mas que se enxergavam gordos – eram mais propensos a ganhar peso, especialmente as meninas. "Ver-se gordo, mesmo não sendo, pode realmente fazer com que os jovens com peso normal se tornem obesos quando adultos", diz Koenraad Cuypers, pesquisador da Universidade Norueguesa de Ciência e Tecnologia.

"As normas de peso para a sociedade devem ser alteradas para que os jovens tenham uma visão mais realista do que é normal", continua Cuypers. "As escolas deveriam conversar com as crianças sobre o que são formas normais do corpo e mostrar que todos os corpos são bonitos. Ao mesmo tempo, é importante que a mídia deixe de apresentar o corpo magro como o ideal perfeito, porque não é."

A pesquisa, que analisou a relação entre pesos reais e percebidos em adolescentes, observa que uma das explicações pode ser a adoção de atitudes não saudáveis na tentativa de emagrecer. Os jovens que se veem gordos muitas vezes mudam os hábitos alimentares, pulando refeições ou fazendo dietas, por exemplo, com isso visando a perda de peso. Essa variação de atitude pode gerar um ganho de peso ao longo do tempo.

É difícil ajudar sua filha ou seu filho a aceitar o próprio corpo quando tantas forças culturais dizem que eles precisam ser mais magros, mais musculosos, mais bonitos, mais "perfeitos". Se você não tiver certeza de por onde começar, pergunte-se sobre sua atitude perante seu corpo e seu peso e o exemplo que dá a seus filhos. Lembre-se: o exemplo é a melhor maneira de ensinar hábitos de vida saudáveis.

É importante conversar com os adolescentes e ajudá-los em casa a não entrar na espiral do efeito sanfona de perder e ganhar peso, evitando a mentalidade de dietas. Deixe o ambiente da casa o mais saudável e agradável possível, porque o mundo exterior é realmente difícil de mudar.

O FATOR ESTRESSE

Hoje está muito claro que não é só comendo muito e sendo sedentária que a pessoa ganha peso. Diferentes campos da ciência – nutrigenômica, endocrinologia, psicologia, psiquiatria, neurologia, para citar alguns – encontraram muitos fatores que contribuem para o ganho de peso. Eu nem seria capaz de enumerar todos aqui! Por isso é muito importante conhecer a história e o estado de saúde de cada um para entender o que pode acionar o ganho de peso – isto é, quais fatores estão envolvidos na vida daquela determinada pessoa.

Entre esses fatores está o estresse. A vida de hoje é estressante, isso é um fato. Mas nem todos experimentam internamente o estresse da mesma maneira. Alguns conseguem lidar com o estresse do dia a dia sem que ele prejudique seu bem-estar.

Mas que tipo de estresse ocasiona ganho de peso?

Em geral, estamos falando de estresse crônico – algo que persiste por muito tempo – ou algo muito grave, que deixou traumas. É o caso, por exemplo, do estresse que tem origem na infância, se a pessoa sofreu abuso ou alguma agressão física ou moral. Outros potenciais fatores de estresse para o corpo são: medicamentos, desequilíbrio hormonal, falta de sono, prática exagerada de exercícios físicos – sim, o excesso de atividade física pode estressar o metabolismo, ao contrário da difundida ideia de que "quanto mais exercícios, mais magro"! – e, claro, uma alimentação inadequada, como numa dieta restritiva, que deixa a pessoa com fome e o cérebro estressado.

Quanto mais o corpo estiver saudável e distante do estresse interno, menos vai precisar armazenar gordura e, como consequência, a pessoa vai emagrecer e manter um peso saudável!

Evite maltratar seu corpo para não estressá-lo. Isso inclui não fazer dietas restritivas!

Na busca pelo bem-estar, pela saúde e pelo peso saudável, é importante rever quais são os estresses da sua vida. Pode ser um acidente, um assalto, dores persistentes ou um abuso (sexual, moral, físico). Talvez seja um sofrimento por algo ou uma sensação de perigo. E pode ser também excesso de exercícios ou falta de sono.

Pergunte-se por que você engordou. Analise a sua história e as suas dificuldades com o estresse. Ele tem o poder de liberar hormônios, como o cortisol, que, por sua vez, pode alterar o funcionamento da insulina e, assim, favorecer o acúmulo de gordura.

QUATRO ATITUDES PARA FAZER DO CÉREBRO UM PARCEIRO NO EMAGRECIMENTO

1. Procure focar na causa do ganho de peso.
Se você apenas atacar o peso e focar na balança, vai aumentar o estresse do corpo e isso não vai resolver nada. É como se estivesse tomando um remédio apenas para tirar a dor ou baixar a febre, sem entender por que tem dor ou febre. O remédio vai diminuir a temperatura do corpo ou a dor, mas não vai atuar na causa.

Tente enxergar primeiro o que fez você ganhar peso.

Reveja a sua história e comece a mudar. Ao assumir a responsabilidade por suas ações, você tomará as rédeas da sua vida.

2. Busque o apoio de profissionais da saúde qualificados.
Seus problemas podem ser de fundo metabólico e também emocional. Pode ser que você esteja acima do peso por fazer dieta, por comer sem qualidade ou de forma muito restrita. É possível que tenha uma relação emocional com o comer que precisa ser abordada. Talvez seja um medicamento que esteja tomando ou uma fase da vida. A menopausa e a pré-menopausa, por exemplo, são momentos muito delicados.

Procure um profissional da saúde qualificado para tratar as questões físicas ou psíquicas que possam estar afetando o seu peso.

3. Diga não às dietas restritivas.
Já falei várias vezes, mas vou repetir: um dos maiores estresses para o cérebro é a dieta restritiva – sobretudo durante o período de crescimento e caso a dieta provoque mudanças radicais de peso. Todas essas dietas famosas ou planos terapêuticos que afirmam promover uma rápida perda de peso oferecem resultados a curto prazo, mas a esmagadora maioria das pessoas (95%, lembra?) não mantém o peso a longo prazo. As fases de manutenção são muito difíceis e nós nos culpamos muito por isso, quando, na realidade, o normal é fracassar.

Isso ocorre porque, além das adaptações fisiológicas que descrevi antes, em geral essas dietas são acompanhadas de efeitos colaterais negativos: cansaço, ansiedade, nervosismo, irritação, tristeza, etc. Afinal, o cérebro racional, ou córtex – onde reside a sua decisão de seguir a dieta –, simplesmente não consegue controlar o cérebro "animal" por muito tempo. Chega uma hora em que o cérebro não deixa você suportar as restrições.

Vale lembrar também que esse vaivém de dietas em algum momento afeta sua autoestima. Não deixe que isso aconteça. Você não é fraco. Simplesmente não tem como aguentar algo que seu organismo e seu cérebro não querem que aconteça.

Lembre-se: o que nos interessa aqui é a perda de peso permanente, a saúde e o bem-estar.

Então, mais uma vez e por todas as razões descritas até aqui, não faça dieta!

4. Cuide do seu bem-estar.

Pare de se preocupar com a aparência do seu corpo. Ao parar de sentir emoções negativas se preocupando com o corpo, você terá energia e tempo para os temas que realmente o fazem feliz.

Aprenda a lidar com o estresse interno e a diminuí-lo. Uma respiração mais lenta já demonstrou efeitos benéficos sobre a redução dos níveis de estresse interno. Você não tem muito domínio sobre o estresse externo da vida, mas tem como definir a maneira como ele o afeta.

UMA NOVA ATITUDE

Perder peso é consequência de uma saúde equilibrada; o peso a mais não é a causa dos seus problemas, mas consequência deles. Você engordou porque alguma coisa não estava bem no seu equilíbrio de vida e seu corpo se desregulou; aí o cérebro "animal" desencadeou um mecanismo de proteção contra as agressões que vivenciou. Como ele fez isso? Engordando! E, se você só focar no peso ou na balança, vai engordar ainda mais.

O que você precisa é de uma nova atitude. Acredite e confie no seu corpo. Emagrecer não é questão de força de vontade, mas de bem-estar e saúde. Se você tem uma história longa de luta contra a balança, saiba que não é um fracassado; você é refém da sua culpa, do mal-estar e da baixa autoestima, porque o princípio que está seguindo – isto é, de que tudo depende da força de vontade – é errado.

Em vez de tentar controlar o seu corpo, dance com ele! Aprenda a escutá-lo, a senti-lo, a entendê-lo e a respeitá-lo. Mostre a ele que você está bem, e não sob ataque ou vivendo em uma época de escassez de alimentos, assim ele não precisa armazenar gordura para proteger você. É claro que estou simplificando bastante as coisas, mas é basicamente isso que digo para as pessoas que me procuram.

Mudanças são difíceis. O caminho é procurar progredir na boa direção. Não estabeleça metas inatingíveis, mas tenha certeza de que sempre dá para melhorar. Cuide bem de si mesmo, resgate o amor-próprio, volte a se respeitar. Busque reduzir o estresse e aquilo que faz mal a você. O cérebro animal agradece.

CASO REAL: QUANDO OS EXERCÍCIOS NÃO COLABORAM

Quando a Silvia, professora de 54 anos, me procurou, fiquei horrorizada com a última dieta que lhe foi passada pela nutricionista: um plano "detox" de sucos, sopas, suplementos como proteína whey e BCAA (outros aminoácidos), e nenhuma proteína animal. Reparei que na dieta quase tudo era líquido ou pastoso: não havia comida para mastigar! Uma dieta tão absurda que não imagino de onde veio essa ideia.

Ela me contou que estava estressadíssima, cansada e desmotivada porque só engordava, apesar de estar seguindo a dieta e fazendo exercícios.

"Não estou ganhando massa muscular, apesar de me exercitar na academia uma hora por dia", disse Silvia.

Mas isso não me surpreendeu nem um pouco e rebati:

"É claro que você não está ganhando massa muscular."

Com uma dieta dessas a pessoa fica tão desnutrida que o corpo percebe a academia como um estresse a mais e o coitado do cérebro acelera o processo de ganho de gordura para proteger a pessoa do perigo.

Depois de explicar isso a ela, sabe o que fiz? Falei-lhe para comer comida de verdade e não se exaurir tanto na academia – ou seja, comer mais e malhar menos!

SEGREDO 3

PENSE SUSTENTÁVEL; NÃO TENHA PRESSA

- **Seja paciente. Não acredite em milagre.**
- **Busque o progresso, não a perfeição.**
- **Seja consistente. Pense em habilidade, não em força de vontade.**
- **Tenha metas realistas. Cada passo é uma vitória.**

É provável que você tenha chegado ao peso atual ao longo de vários anos – ou, no mínimo, vários meses. Pode ser que tenha tido altos e baixos, mas a tendência a engordar não deve ter sido repentina, porém gradual. Seu corpo e seu cérebro se acostumaram a esse estado atual e trabalham para manter tudo como está. As mudanças, mesmo que para melhor, não costumam acontecer tão rapidamente. E os resultados tampouco chegarão de imediato. Da mesma maneira que levou tempo para ganhar peso, a perda de peso não acontecerá da noite para o dia. Seja paciente. É muito menos estressante para o corpo que a perda de peso ocorra gradativamente.

O foco desse segredo está na atitude sustentável, o que não é nada fácil neste mundo acelerado em que nos encontramos.

PARE DE ACREDITAR EM MILAGRE

Não existem dieta, alimento ou suplemento milagrosos. Resista à tentação de acreditar nisso. Talvez você já tenha perdido peso em pouco tempo e queira muito repetir isso. Quem sabe? Dessa vez vai ser diferente, você vai conseguir manter. Não é assim que costuma pensar?

Infelizmente, não é bem assim que funciona (e você sabe disso). O peso que conseguiu perder não era real! Da mesma maneira que deu errado em algum momento da última vez e você voltou ao peso anterior à dieta, pode apostar que vai acontecer de novo se seguir mais uma dessas receitas milagrosas. Porque a perda de peso não tem nada a ver com força de vontade. É fisiológica.

Seja esperto e procure não virar um produto da sociedade de consumo. Não confie em apenas uma informação. Sempre procure mais informações e críticas antes de sair tomando qualquer coisa ou restringindo alimentos.

A perda de peso rápida é uma miragem, não é sustentável e, pior, vai afetar seu metabolismo, aumentando o risco de você ganhar mais peso ainda. Esse peso baixo, que você atingirá com muito sacrifício, é chamado de "peso da foto", como quando você emagrece para a foto de um evento. É o caso de quem emagrece rápido para uma festa de casamento e engorda tudo de volta nos meses seguintes, por exemplo. Depois, olha para as fotos com nostalgia, como se aquele corpo magro fosse um amor perdido. Esse peso não é real!

Na maioria dos casos, as dietas ou os medicamentos para perder peso funcionam a curto prazo, e os resultados não são duradouros. Em geral, os números anunciados pelo fornecedor do produto refletem o peso menos de três meses após o término da dieta e as pesquisas científicas raramente acompanham os pacientes por mais de seis meses. Por isso, os resultados são divulgados como sendo garantidos e impressionantes. Mas ninguém se preocupa com o que acontece depois. Então usam a desculpa fácil de que a pessoa não teve força de vontade e abandonou a dieta.

Qualquer redução drástica de peso vai deixá-lo com uma falsa impressão de vitória e de poder, mas, depois que o peso voltar, você vai ficar com uma sensação de fracasso e de não ter força de vontade. Isso não ajuda a autoestima e pode mantê-lo preso a uma busca eterna pelo próximo milagre.

Interrompa esse círculo vicioso de uma vez por todas! Nele, você só vai perder saúde e ganhar mais peso.

MUDE SEUS HÁBITOS AOS POUCOS

Você vai precisar mudar alguns hábitos para melhorar a sua saúde. Mudança de hábitos não é fácil, porque os hábitos são automatismos adquiridos ao longo da vida. Estou falando aqui do piloto automático, do cérebro "animal" que discutimos no capítulo anterior.

Em geral, o momento do estabelecimento de muitos hábitos e automatismos, como respirar, andar, etc., ocorre na primeira infância (algumas correntes defendem que ocorre ainda no útero), até os 7 anos. Mas isso não significa que depois nada possa mudar.

Está comprovado que, para conseguir mudar os hábitos automáticos, a repetição de ações e comportamentos é o caminho mais eficiente. A repetição diária pode ajudar a mudar os automatismos. Às vezes, em até três semanas de repetições já é possível observar mudanças de hábitos sustentáveis. Nem sempre será rápido e certamente não é fácil, mas persista, não desista.

Quais hábitos você acha que valeriam o esforço de mudar para ter uma saúde melhor? Reduzir o consumo de refrigerantes ou alimentos ultraprocessados? Comer mais verduras ou fazer pratos mais coloridos na hora do almoço? Não sou eu que vou determinar o que você precisa mudar. Você tem toda a liberdade para decidir isso por conta própria.

Pense no hábito que você gostaria de mudar ou adquirir e mãos à obra! Um passo de cada vez.

REEDUCANDO UM PALADAR DOCE

Se você é daqueles que têm um paladar muito doce – o que é muito comum –, recomendo reeducar seu paladar. Não estou falando de cortar totalmente o açúcar. O açúcar desempenha um papel na alimentação e na gastronomia, e está presente em muitas ocasiões especiais, como festas de aniversário e comemorações. Não é necessário eliminar o açúcar. No entanto, para a maioria das pessoas, reduzir um pouco seu consumo não faria mal. No Brasil, as sobremesas e outros doces – até mesmo as bebidas – tendem a ser *muito* doces. Isso configura uma dificuldade, pois o paladar doce do brasileiro em geral foi definido na infância. Mas é possível se desacostumar ao gosto demasiadamente doce. Com um pouquinho de paciência, você consegue. Reduza devagar, um pouco a cada dia, a quantidade de açúcar que costuma ingerir. Se tem o hábito de adoçar o café, o chá ou outras bebidas, comece reduzindo o açúcar que coloca. Seja consciente e não desista.

Aposto que em três semanas você já vai sentir uma diferença. Aquele café com três colheres de açúcar ficará delicioso com só uma colherzinha. O suco talvez nem precise ser adoçado. Essa reeducação do paladar doce é importante mesmo que você use edulcorantes e adoçantes. Lembre-se de que não defendo a prática de enganar o corpo. O fundamental aqui é perder o hábito de querer algo muito doce.

Independentemente dos hábitos que você escolher, a chave é mudar num ritmo que não deixe uma sensação de falta. Se não estiver satisfeito, você corre o risco de, em algum momento, compensar com porções maiores de outra coisa ou de abandonar a tentativa por completo e assim o benefício se perderá. Pequenos passos acabam sendo grandes vitórias. Siga esse caminho e veja os resultados!

QUATRO DICAS PARA MUDAR DE VERDADE E SEM SOFRIMENTO

1. Não tenha medo de falhar.
A esta altura, você deve saber que não existe estilo de vida perfeito. Ter altos e baixos é natural. O caminho para alcançar uma perda de peso sustentável é a transformação progressiva do estilo de vida, obtendo conquistas regulares e consistentes.

A melhor maneira de lidar com isso é se adaptando (gradativamente) a essas mudanças e aprendendo com os momentos de fracasso.

Você pode procurar ajuda ou desenvolver a própria maneira de transformar sua vida. Cada um tem seus desafios e seu ritmo para alcançar mudanças sustentáveis. Você tem total capacidade para isso.

2. Seja consistente, não estabeleça metas irreais: cada passo é uma vitória.

Se você estabelece metas irreais e inatingíveis, já parte de uma situação que provavelmente levará ao fracasso. Esse é um equívoco comum, que faz com que a perda de peso fique ainda mais difícil de ser alcançada. De novo, é a tal busca pelo método ou alimento mágico, milagroso.

Proponha-se metas pequenas e renove-as aos poucos. Não force a barra, para não abandonar os projetos no meio do caminho e perder a esperança de que vai conseguir. Pense nesse processo como a construção de uma relação com alguém querido. Um relacionamento deve ser desenvolvido devagar e cada momento dele deve ser desfrutado.

Como disse o escritor gaúcho Erico Verissimo: "A vida começa todos os dias."

3. Entenda como seu corpo funciona e deixe-o em paz.

Procure as coisas que lhe façam bem e o deixem satisfeito. Medidas drásticas que agridem o corpo não são sustentáveis. Como já disse antes, é importante reaprender a escutar e a sentir seu corpo.

Se você decidir aumentar as suas atividades físicas, por exemplo, faça isso gradativamente, de maneira a ter o máximo possível de bem-estar. Em vez de correr para a academia e se exercitar muito de repente – o que pode até causar uma lesão! –, comece aumentando o tempo das caminhadas mais longas. Suba escadas onde antes pegava elevador. Vá para a academia ou comece a correr distâncias mais longas quando estiver pronto.

Seja qual for a mudança, escute os sinais do seu corpo. Se não estiver bem, reavalie e comece de novo.

4. Por que não escrever um diário?

Você pode anotar em um diário o que come e como se sente. Pode também fazer anotações sobre sua fome e sua saciedade antes e depois das refeições.

Essa ferramenta foi comprovada como sendo uma boa ajuda para se conscientizar e uma boa aliada para transformar hábitos.

Além disso, o diário ajuda a manter o foco. Faça anotações num caderno ou no celular, por exemplo. Pode parecer um pouco chato, mas vale bastante a pena principalmente no início, para não perder a motivação. Experimente!

Os especialistas sugerem que se comece com uma tarefa por dia ou semana, de forma mais lenta e mais atenta.

SEM PRESSA NEM PERFEIÇÃO

Em nossa sociedade acelerada e exigente, talvez seja estranho falar em não ter pressa e não esperar a perfeição. Mas, com vista a ter uma vida mais equilibrada, é muito necessário. A ânsia por resultados rápidos e a busca por ideais irreais não trazem resultados a longo prazo e ainda vêm acompanhadas de muito sofrimento.

Para aumentar as suas chances de sucesso na reeducação alimentar e no estilo de vida, o caminho é mesmo lento e cheio de altos e baixos. Portanto, não se cobre demais, estabeleça metas realistas e seja consistente, celebrando qualquer vitória. Esforce-se para ser a sua melhor versão, e não uma cópia da pessoa ao seu lado.

CASO REAL: MENOS SUCO VERDE, MAIS PÃO CASEIRO

Sandra, uma psicóloga de 43 anos, me procurou querendo emagrecer e se queixando de que não conseguia parar de comer doces à noite. Durante nossa conversa, perguntei sobre seu café da manhã. Ela me contou, orgulhosa, que tomava suco verde, comia tapioca e bebia chá verde de manhã. Quando lhe perguntei se gostava, ela respondeu quase chorando: "Não gosto, mas foi a nutricionista que colocou esses itens no meu plano alimentar."

Por orientação dessa profissional, ela também tinha eliminado o glúten e a lactose. Quando perguntei se por acaso ela era intolerante a esses dois nutrientes, Sandra disse que fez todos os testes e que eles não tinham acusado nada. Como isso é possível? Como uma nutricionista pode fazer tanto terrorismo assim – e sem indicação clínica? O resultado é sempre um susto e pode levar a desequilíbrio de humor e tristeza.

Quando perguntei como era seu café da manhã favorito, Sandra me contou que sabia fazer um pão integral fantástico com uvas-passas, mas já não o comia havia anos! Quando falei que esse pão caseiro era muito interessante e que, inclusive, poderia comê-lo com manteiga também – em quantidades razoáveis, claro –, ela ficou emocionada e custou a acreditar.

Conversamos sobre reintroduzir devagar o pão, o café com leite (que ela também adorava) e diminuir a quantidade de suco verde (ela tomava quase 1 litro por dia!). Vi os olhos dela se encherem de lágrimas. Era alívio, felicidade e liberação, tudo com a expectativa de retomar o prazer do café da manhã. Esse cuidado de retomar o prazer de comer resultou em uma melhora significativa na perda de controle à noite.

SEGREDO 4

RESPEITE SUA FOME E VIVA NO PRESENTE

- **Respeite sua fome, não tente enganá-la.**
- **Escute e respeite sua saciedade.**
- **Viva no presente.**
- **Pratique comer de forma consciente, mantendo atenção plena no momento.**

Hoje parece que não temos mais tempo para nos alimentar. Comer virou um ato secundário: mais uma tarefa a ser cumprida na rotina diária. Comer para se alimentar e também compartilhar uma refeição socialmente, além de apreciar uma boa comida, continuam sendo atos extremamente importantes para nossa saúde. Não podemos menosprezá-los!

O dramaturgo e filósofo alemão Friedrich Schiller teria dito que "a fome e o amor movem o mundo". Inúmeras guerras foram iniciadas por questões ligadas a alimentos, afinal, comer é uma função essencial da vida do ser humano. Combater a fome sempre foi uma meta primordial de todas as civilizações. Nas últimas décadas houve uma melhora notável da segurança alimentar no Brasil e menos pessoas estão passando fome, mas isso não significa que todos os nossos problemas relacionados à comida desapareceram. Adivinhe o que mais tenho no meu consultório: pessoas passando fome voluntariamente.

As dicas de como se alimentar transmitidas com grande certeza e em formato de regras rígidas fazem as pessoas se desligarem do corpo e da própria consciência. Em vez de se preocuparem em sentir fome e saciedade, e reagirem adequadamente às suas necessidades, muitas pessoas se sentem obrigadas a seguir à risca as diretrizes sobre o que, quanto e quando comer, como se fossem máquinas.

Mas quem disse que você é uma máquina?

Seu corpo é maravilhoso e só quer o melhor para você. Não dê ouvidos àquela voz que diz que você não é o bastante, que existe um manual a seguir para ser melhor. Experimente reaver a paz e o prazer que comer bem propicia. Procure resgatar sua saúde de dentro para fora, sem dar ouvidos a ditaduras e terrorismos. Em vez de escutar o que está fora de você, preste atenção no que está dentro. Como?

Comece pela fome.

O QUE É A FOME?

A fome, do latim *fames*, pode ser definida como a sensação fisiológica através da qual o corpo percebe que necessita de alimento para manter as atividades inerentes à vida.

> A fome é um recado enviado pelo seu cérebro quando você precisa comer. A saciedade é o recado enviado pelo seu cérebro quando não tem mais fome e, portanto, você deve parar de comer.

As sensações de fome e saciedade são inatas – isto é, nascemos com elas. Todos nós entendemos, por exemplo, que um bebê chora quando tem fome, provavelmente porque a fome gera dores fortes nessa idade. Ainda bem, não é? Senão a mãe poderia deixar o bebê dormindo e ele ficaria desnutrido e poderia até morrer. Esse choro de fome é saudável e vital.

Pesquisas mostraram que meninas de somente 5 anos já correm mais risco de ter sobrepeso se a mãe é restritiva, isto é, se a mãe não respeita a fome e a saciedade delas. Esse controle da mãe ou do pai – as pesquisas sempre estudam mães e filhas, mas valem para qualquer pessoa que influencie a relação do pequeno com a comida – impede a criança de desenvolver o diálogo com o próprio corpo, colocando-a em risco de comer sem fome, comer escondido e não saber sentir saciedade. Com crianças, o papel dos pais ou educadores é oferecer uma alimentação de qualidade e com horários regulares, sabendo que a criança é a dona de sua fome.

Um homem me contou que aos 6 anos o fizeram passar por uma dieta muito restritiva. Ele ficava extremamente nervoso e lembrou que se jogava no chão gritando de fome e frustração, sentindo um desespero terrível. Ficou traumatizado e nunca conseguiu ficar sem comer por muito tempo porque tinha muito medo de sentir fome.

Ao longo dos anos, desenvolvemos também desejos por alimentos gostosos e podemos comê-los sem necessariamente estar sentindo fome.

A dupla "fome + vontade de comer" é o apetite.

A gente ouve muito esta pergunta: você tem fome de quê? Pois saiba que nem sempre é de comida. Comer com consciência passa por se perguntar que tipo de fome você sente.

DIFERENTES TIPOS DE FOME

Nem toda fome é fisiológica. Existe também a fome emocional. Ela não é necessariamente ruim nem algo que deva ser inibido, mas é importante saber que a satisfação da fome emocional vai trazer um alívio no momento de comer, mas não vai resolver todo tipo de emoção: tristeza, felicidade, angústia, ansiedade, tédio, dor, etc.

Muitas pessoas, quando fazem várias dietas, não sentem mais essas diferenças e comem quando não estão bem, por tédio, cansaço ou ansiedade, mas também por fome fisiológica ou sede. Você acha que essa é sua situação? Vale a pena buscar ajuda porque é possível reeducar essas sensações.

Resgatar os sinais e reaprender a escutá-los é necessário e fundamental para quem quer se relacionar melhor com a comida e chegar a um peso saudável.

No hospital, quando trabalhamos com pessoas que apresentam transtornos alimentares, temos essa conversa e explicamos que podemos distinguir quatro tipos de fome:

- **Fome fisiológica:** é a fome celular, a fome do organismo que precisa receber alimentos. Ela não é específica: qualquer alimento disponível e que a pessoa considere saboroso pode matar essa fome.

- **Fome social:** está relacionada a uma situação social. Nessas ocasiões, comemos "no modo automático", ou seja, sem perceber, de forma inconsciente, simplesmente porque o alimento está disponível. É normal comer mais numa festa ou na ceia de Natal, quando uma comida gostosa é oferecida em grandes quantidades.

- **Fome específica ou vontade:** está relacionada ao prazer, a sentir o gosto, degustar um alimento determinado, talvez como uma lembrança da infância. Essa fome não é urgente.

- **Fome emocional:** é percebida como uma necessidade de comer algo gostoso. Ela não se satisfaz com pequenas quantidades e vem em grande volume e com urgência. Pode, às vezes, se originar de um acúmulo de vontades que não foram respeitadas e aceitas, em geral por conta do pensamento restritivo da mentalidade de dieta. Dessa forma, algumas vezes podemos comer de forma impulsiva, sem pensar no sabor, misturando sabores que não combinam. Ao mesmo tempo que se come, podem vir pensamentos como "Não era bem isso que eu queria" ou "Nada me satisfaz".

O seu comportamento alimentar é importante e fazer as pazes com a comida e resgatar as sensações de fome e saciedade são essenciais para mudar o comportamento e redescobrir o prazer de comer sem culpa.

COMO FUNCIONAM A FOME E A SACIEDADE?

A fome e a saciedade são mecanismos complexos e ainda não totalmente entendidos nos quais ocorre a interação de muitos componentes hormonais e químicos. Não são botões que o seu corpo aperta de repente.

Para simplificar e explicar o que é a fome, costumo fazer uma analogia com um telefonema que o cérebro recebe primeiro das células nas quais está começando a faltar energia (geralmente, com a baixa da glicose no sangue). Depois, também o estômago faz uma ligação mais forte, pois, quando está vazio, produz um hormônio chamado grelina, conhecido como o "hormônio da fome", que manda sinais de fome ao cérebro.

Costumo falar para as crianças: "Quando você sente fome, é como se seu corpo estivesse telefonando para o cérebro para dizer que precisa de energia. Aí, o cérebro vai ligar e mandar você comer. Se você não responde, o coitado do cérebro vai ter de fazer dezenas de telefonemas e usar várias linhas de telefone diferentes até que você atenda. Nessa hora, você pode exagerar ou comer demais." As crianças entendem isso muito bem. Elas ainda estão muito ligadas ao corpo.

Então, se você não escutar a fome, ela vai ficar mais forte, e esse é o momento em que você vai procurar comer. A fome costuma chegar entre duas e quatro horas após a última refeição, dependendo do que você comeu, claro. Uma feijoada vai deixá-lo mais tempo sem fome do que uma saladinha com frango grelhado, não vai?

Quando você respeita a sua fome e a sua saciedade, pode ficar mais tempo sem comer e sem se estressar.

Cada corpo tem o próprio funcionamento. Pode ser que você se sinta bem mesmo se tiver passado bastante tempo sem comer. Por esse motivo, não se deve obrigar todo mundo a tomar café da manhã ou a comer regularmente, a intervalos fixos. Se a pessoa estiver bem, é melhor deixá-la em paz. Da mesma maneira, comer de três em três horas não é o ideal para todos. Na hora de se reeducar, vale a pena estabelecer regras para resgatar a fome e a saciedade.

Quando você começa a comer, a mastigação ajuda a reduzir essas ligações para o cérebro e a fome vai diminuindo (e esse é um dos motivos para evitar beber os alimentos). Depois de um tempo comendo, o estômago e a sua gordura corporal vão enviar sinais de que já basta, não é preciso comer mais. Isso é a saciedade.

Esses sinais demoram a chegar, pois dependem de muitos fatores. Por isso, costuma-se avaliar em mais ou menos 20 minutos o tempo médio para sentir satisfação e diminuição da fome.

Não vamos nos esquecer de que somos diferentes uns dos outros e a variabilidade entre as pessoas é muito grande. Isso significa que somos diferentes diante da fome e da saciedade. O momento do seu dia, sua idade, seu sexo e sua história com a alimentação vão influenciar esse processo. Não existe uma regra absoluta. Temos de escutar a fome e respeitá-la.

Em vez de ditar regras rígidas, por que não pensar em comer entre três e quatro horas depois da última refeição, dependendo da fome? Tente resgatar a sensação de fome e saciedade. Para muita gente, é difícil acreditar que será possível ter de novo essas sensações, mas vale a pena tentar resgatar e praticar, porque os sinais estão dentro de nós.

Geralmente, não aconselho uma pessoa que está reeducando o corpo a reconhecer e a saciar a fome a ficar mais de quatro horas sem comer. Porque, depois de um tempo sem responder à fome, a pessoa talvez entre em um metabolismo de estresse, que pode "abafar" a fome. A pessoa acha que não tem fome, mas ela continua presente, só não está sendo escutada.

O PROBLEMA DAS DIETAS *LOW CARB* (POBRES EM CARBOIDRATOS)

O carboidrato é a gasolina do corpo. A glicose é a fonte de energia de todos os órgãos. O cérebro só se nutre de glicose. Quando o corpo passa muito tempo sem receber carboidratos – como no caso de dietas à base de proteína ou *low carb* –, ele entra em um estado que "abafa" a fome. O nome disso é cetose e acontece quando o organismo usa os depósitos de gordura como fonte energética. Nesse caso, a pessoa, no começo, fica feliz por não sentir fome e por estar perdendo peso. A fome está lá, só que não é sentida. O estresse está lá no cérebro, mas a pessoa inicialmente não percebe; ela está feliz.

Mas essa perda de peso não é vista pelo corpo – isto é, pelo cérebro – como desejável e vai gerar um mecanismo de adaptação. O cérebro percebe essa situação como um estresse muito grande e começa a acionar o aumento de apetite para estimular você a comer o que está faltando (carboidratos). Mas você não está escutando os sinais de fome;

então o cérebro manda sinais mais fortes. Nessa situação, está comprovado que a pessoa corre o risco de desenvolver perdas de controle ou compulsões. Por isso, tome cuidado com dietas *low carb*.

E, por favor, não submeta crianças a esse tipo de dieta; o metabolismo delas está acelerado devido ao crescimento e a falta de carboidratos pode dar um susto ainda maior no cérebro delas e colocá-las em risco altíssimo de ganhar peso, ter compulsões ou sofrer outro tipo de transtorno alimentar.

Já tive vários casos de meninas de 14 ou 15 anos que foram submetidas a dietas sem carboidratos e depois enfrentaram um comer transtornado, com perda de controle, vômitos ou outros males. A dificuldade é conseguir que elas voltem a comer e aceitem o carboidrato, já que têm medo de engordar.

Sublinhe para não esquecer: *O carboidrato é o combustível do corpo!*

VOCÊ TEM MEDO DA SUA FOME?

Nos últimos tempos, parece que temos medo da nossa fome. Por exemplo, no lançamento de um produto alimentício com a propriedade de "matar a fome", fiquei muito surpresa ao ler no convite "Nutricionistas também têm fome". Como assim? Que mito é esse de que os nutricionistas não sentem fome? Antes, diziam que os nutricionistas comiam perfeitamente bem e controlavam tudo, e agora nós não temos fome? Que loucura.

Quero esclarecer que eu não como perfeitamente bem, não faço dieta e não controlo o que como. Tenho fome e gosto disso.

A fome não é vilã e não é uma sensação que você precisa matar ou temer.

A sensação de fome é que faz o bebê chorar para mamar e a criança ficar irritável e sem paciência por sentir dores no estômago, o que, com certeza, é algo muito desagradável. Mas ela é benéfica, pois sentir fome é o que fará você procurar alimentos para recarregar as baterias.

A fome é fisiológica, natural, normal e necessária porque indica que o corpo precisa de nutrientes. Temos de respeitá-la e saber senti-la antes que ela fique tão forte que possa dar a sensação de perda de controle.

É por isso que oferecer uma refeição quando a fome ainda não atingiu sua força máxima torna-se uma rotina relevante na vida de crianças pequenas. É importante que a criança sinta um pouco de fome e saiba dizer: "Mãe, estou com fome!" Quando os meus filhos eram pequenos e falavam isso, eu sempre respondia: "Que bom que está com fome, isso é que é saúde!" É muito saudável sentir fome.

Pais e mães, respeitem a fome dos seus filhos! Eduquem as crianças para escutar e respeitar o próprio corpo e para gostar de comer bem e sem culpa. Se o seu filho estiver com sobrepeso, não imponha restrições ou dietas, pois fazer isso com certeza vai comprometer seu controle de fome e saciedade e conduzi-lo ao risco de ter uma vida de sofrimento com relação à comida, de excesso de peso ou de transtorno alimentar. É melhor ensiná-lo a respeitar a fome, não a controlar quanto ele come. O seu papel não é ser um fiscal da fome do seu filho, mas melhorar a qualidade dos alimentos aos quais ele tem acesso.

No consultório, trabalho com as pessoas para que retomem as sensações de fome e, consequentemente, de saciedade, deixem de ter medo delas e saibam ouvir melhor o próprio corpo.

Por que as pessoas perdem a sensação natural de fome com a qual nasceram?

Na maioria das vezes, isso acontece quando seguimos regras rígidas para comer, nos desligamos do corpo ou fazemos dietas. Nessas situações, paramos de escutar os sinais naturais e recusamos as sensações de fome e saciedade. O cérebro vai acabar mandando sinais mais fortes de fome, porque não escutamos suas mensagens. Isso levará a um risco maior de comer demais ou de ter compulsões, com a perda de controle. Aí, sim, a fome pode dar medo.

Imagine-se na seguinte situação: você recebeu um convite para um jantar maravilhoso, com um menu degustação de seis pratos com as comidas mais deliciosas do mundo. Como vai passar o seu dia?

Vai comer pouco e talvez fazer uma caminhada para chegar ao jantar com fome, não é? Não é melhor comer com fome para sentir o prazer? Quando temos fome, a comida não fica mais gostosa?

Agora reflita: o que é que se diz para todas as pessoas que querem emagrecer? Feche a boca e faça atividade física, não é? Como essas duas coisas aumentam o apetite, as pessoas entram num círculo vicioso e não é de espantar que o medo da fome apareça em quem faz ou já fez dietas restritivas.

Não tenha medo da fome. Aprenda a enxergá-la como sua aliada para comer melhor e, assim, atingir o seu maior potencial de saúde.

Se você está com medo de ter fome, vale a pena procurar a ajuda de um profissional de saúde especializado. Essa é a melhor forma de perder peso e atingir o máximo de saúde e bem-estar.

UMA NOTA SOBRE A COMPULSÃO

Comer demais ou exagerar de vez em quando é considerado normal e até saudável, especialmente durante um evento social. É nosso jeito de festejar – afinal, não esqueça que somos animais sociais. A maioria das pessoas enfrenta essa situação nos fins de semana ou em ocasiões especiais. É normal não comer de maneira regrada e perfeita o tempo todo. Comer além da conta nessas situações não configura compulsão.

O que é compulsão então?

A compulsão se caracteriza pela ingestão de grande quantidade de alimentos em um período de tempo limitado (até duas horas), acompanhada da sensação de perda de controle sobre o que ou quanto comer. Diante da sensação de perda de controle, é importante procurar ajuda especializada. É muito difícil resolver sozinho essa questão, pois não se trata de fraqueza, de falta de força de vontade ou de disciplina. É um distúrbio do cérebro, para o qual há tratamento.

É difícil explicar o que é compulsão para alguém que nunca vivenciou ou estudou o mecanismo. Gosto de usar a metáfora da respiração. Quando paramos de respirar, podemos segurar o ar por um tempo, mas, de repente, vem uma inspiração salvadora que está além do nosso controle. Isso ajuda a entender que a compulsão é um impulso devido às restrições e está muito além da força de vontade. Essa perda de controle assustadora não é culpa da pessoa, mas ela precisa de ajuda para sair desse círculo vicioso.

Vários estudos têm mostrado que as estratégias de alimentação consciente podem ajudar a tratar transtornos alimentares e colaborar para a perda de peso.

Se você estiver nessa situação, talvez já tenha feito várias dietas e não tenha conseguido manter o peso perdido, com compulsões que o deixam triste e com a autoestima bem reduzida. Existem técnicas para trabalhar e se livrar desse círculo vicioso. A primeira delas é parar de fazer dieta restritiva.

RESGATE OS SINAIS DE FOME E SACIEDADE

No hospital ou no consultório, focamos no resgate das sensações de fome e saciedade porque, de tanto fazer dieta, as pessoas não dialogam mais com o corpo. É possível recuperar essas sensações, pois, na verdade, os sinais continuam presentes. Acredite: você pode resgatar as sensações de fome e saciedade e voltar a sentir o prazer e a satisfação de comer.

Se você come com satisfação, vai naturalmente optar por comer com mais tranquilidade e moderação quando estiver com fome e parar quando se sentir confortavelmente satisfeito, sem culpa ou frustrações. É importante escolher os alimentos de que realmente gosta, sem julgamento nutricional e sem classificá-los como bons ou ruins, e também comer num ambiente emocionalmente saudável e ter consciência do seu corpo. Nesse processo, você vai encontrar paz e alegria nas suas experiências alimentares, e isso mudará certos aspectos de sua vida pessoal.

Tente esquecer os problemas e a angústia do seu corpo. Respire lentamente e concentre-se na sua respiração. Considere os seguintes pontos:

- Como estou me sentindo?
- Estou com fome?
- Como está a minha fome?
- Há quanto tempo me alimento sem respeitar minha fome ou minha saciedade, comendo no piloto automático, sem perceber o meu corpo?

Na hora de comer, procure prestar atenção ao que você está sentindo. Essa é a chave do peso saudável.

10 DICAS PARA COMER COM ATENÇÃO PLENA

1. Coma conscientemente: escute sua fome e sua saciedade, seu apetite ou suas vontades em função do momento que está vivendo. Ouça e respeite mais os sinais do seu organismo em relação à fome e à saciedade.

2. Tenha horários de rotina para comer e procure segui-los: café da manhã, almoço, lanche da tarde e jantar.

3. Coma devagar: pare de comer durante cinco minutos no meio da refeição ou após ter comido metade da comida do prato; pergunte-se se está saciado ou se ainda está com fome. Coloque o garfo na mesa após cada bocado ou tente comer com o garfo na outra mão.

4. Sirva-se de porções menores: assim você se dá o direito de se servir de novo se ainda estiver com fome ou vontade. Use pratos, copos e talheres pequenos.

5. Mastigue os alimentos por mais tempo: volte a colocar comida na boca somente depois de terminar de mastigar e engolir o bocado anterior.

6. Aproveite o momento e arrume a mesa antes de comer.

7. Respire bem e relaxe antes de comer: sente-se com o corpo levemente afastado da mesa, para não se "debruçar" sobre o prato.

8. Converse, tome golinhos de água, limpe os lábios, para aumentar sua percepção na hora de comer.

9. Deguste os alimentos como se estivesse descobrindo-os pela primeira vez.

10. Coloque uma música ambiente com um ritmo mais lento e coma ao som dessa música; seu ritmo se tornará naturalmente mais calmo.

COMO FAZER DA FOME SUA ALIADA

1. Escute e respeite a sua fome.

Você é o dono da sua fome e ninguém pode sentir quando e quanto precisa comer por você. Não engane sua fome, como aconselham as dicas de dietas, com métodos como beber água ou com produtos elaborados para fazer de conta que são outros. Ao enganar a fome, você está fadado a compensar mais do que deveria em outro momento.

É importante se reconectar com suas necessidades, e não focar nas regras impostas por terceiros. Comer de maneira consciente melhora muito sua relação com a comida e com o seu corpo, e tem mostrado eficácia na diminuição da compulsão alimentar e de outros transtornos alimentares.

Tente ser mais consciente e resgatar essas sensações. Pergunte-se: *Estou com fome? Não sei?* Quando seguem regras rígidas, as pessoas se desligam do corpo e não o escutam como os nossos ancestrais faziam. É possível que você tenha desaprendido a escutar a fome e a entender os sinais do corpo, mas pode resgatar isso com prática e paciência.

2. Não tenha medo da sua fome.

A fome é natural e saudável! Se você não a respeita e tenta controlá-la, o cérebro corre o risco de aumentá-la, pensando que você não escutou os sinais. E isso pode desencadear as compulsões.

É importante comer com regularidade para que a fome não aumente demais. Uma boa refeição permite não sentir fome de novo nas três ou quatro horas seguintes. Quem precisa passar muitas horas sem comer, por questões de trabalho, por exemplo, pode recorrer a um lanche no meio para aliviar.

Novamente, vou aproveitar para dar um conselho aos pais: cuidem dos seus filhos, vocês são responsáveis por oferecer qualidade, mas eles são os donos da própria fome. Não restrinjam a criança. Alguns estudos mostram que, já aos 5 anos, os pequenos que sofreram restrições não sentem tão bem a fome e a saciedade e podem comer mesmo na ausência de fome, correndo o risco de ganhar peso em excesso.

3. Pratique o comer consciente (*mindful eating*).

Quando você se mantém consciente das suas sensações, reage melhor aos sinais do corpo e o agride menos com alimentos consumidos "no automático", que não refletem o que ele está precisando. O foco do comer consciente é se reconectar com os sinais básicos e primitivos do corpo, que são a fome e a saciedade.

O conceito de *mindfulness* envolve estar com a atenção plenamente no momento presente. Veja a seguir como praticar essa forma prazerosa e suave de comer:

- **Respire,** levando os alimentos à boca devagar e se lembrando de não engolir sem pensar, sem sentir.

- **Aproveite,** saboreando, prestando atenção ao sabor, à textura, à temperatura, etc.

- **Não se distraia comendo:** sente-se para comer longe da TV, sem laptops, iPads, celulares ou quaisquer outras distrações. Se possível, curta o momento com alguma companhia.

- **Observe seu corpo:** seja curioso com relação a si mesmo e pergunte-se: "Como eu me sinto? Meu estômago está roncando? Estou cansado? Feliz? Com fome? Sentindo um vazio?" Preste atenção aos seus sinais antes e depois de comer.

- **Respeite a sua fome:** em vez de comer de acordo com um plano, respeite e ouça os sinais do seu corpo; ele sabe de quanto e de qual comida precisa.

- **Não se critique:** seja gentil consigo mesmo, esqueça as regras que aprendeu e que geram culpa; tenha amor por você, você merece.

4. Escute e respeite a saciedade.

O contrário da fome é a saciedade – isto é, estar satisfeito. Muitos têm o hábito de comer rapidamente, algo que o comer consciente também procura corrigir. Lembre-se de que, a partir do momento em que você põe a comida na boca, demora cerca de 20 minutos para os sinais do estômago chegarem ao cérebro. Comer muito rapidamente resulta em comer demais.

Um exercício interessante e prazeroso pode ser feito com chocolate. Em vez de mastigar e engolir rapidamente, deixe o chocolate derreter na boca antes de engolir. Você ficará satisfeito com muito menos!

Da mesma maneira, talvez você tenha desaprendido a escutar a fome, pode não sentir mais a saciedade, mas é possível regatar essas sensações com prática e tempo. A saciedade é tão importante quanto a fome, porque ela sinaliza o momento de parar de comer.

Reconecte-se às suas sensações de fome e saciedade, e não se esqueça das diferenças entre os tipos de fome que discutimos antes, especialmente a fome fisiológica e a fome emocional. Um aspecto muito importante do meu trabalho no consultório é ajudar os pacientes a recuperar as sensações de fome e saciedade e a comer sem culpa.

Resgatar essas sensações é meio caminho andado para se chegar ao emagrecimento saudável.

CASO REAL: QUANDO A FOME É EMOCIONAL

Na palestra que fiz no evento TEDxWomenJardins, em São Paulo, falei do caso de um garoto que atendi no consultório que tinha uma forte fome emocional.

Aos 10 anos, Gabriel estava com sobrepeso e engordava rapidamente. Os pais, que eram separados, me procuraram porque estavam muito preocupados com o ganho de peso do filho. Já tinham cortado tudo para ajudá-lo a emagrecer: ele só comia legumes, frango assado e arroz.

"Não damos nada de bolo, nada de gordura", disseram.

O que escutei na verdade foi: nada de prazer.

Gabriel estava passando por muito estresse devido às brigas que culminaram na separação dos pais. Essa preocupação, somada às restrições alimentares e à falta de prazer, resultou em um comer emocional muito grande.

No consultório, trabalhamos as emoções e a importância de separar a fome fisiológica da emocional.

"Quando estiver triste, você pode chorar, não precisa comer", eu lhe disse.

Ele entendeu superbem.

E não fiquei nem um pouco surpresa quando, pouco tempo depois, Gabriel começou a emagrecer.

SEGREDO 5

COMA MELHOR, NÃO MENOS! FAÇA AS PAZES COM OS ALIMENTOS

- **Não conte calorias. Procure qualidade.**
- **Coma alimentos mais verdadeiros e menos processados.**
- **Coma sem gula.**
- **Coma com prazer e sem culpa.**

O que é comer bem? Comer bem é comer de tudo, sem culpa, sem restrição, com prazer, escutando as emoções e a fome.

Esqueça o que você sabe sobre nutrição. Retome uma relação mais natural com os alimentos, especialmente os verdadeiros, aqueles que podem ser encontrados na feira ou nas gôndolas de produtos frescos do supermercado. Esses alimentos, para os quais nosso metabolismo foi adaptado, não deveriam nos trazer essa preocupação com calorias, com engordar.

Estou com fome? Vou comer.

Estou sem fome? Vou parar de comer.

Eu quero este alimento? Então vou comer sem culpa, saboreando.

Quem responde bem a essas perguntas chega a um peso saudável e sustentável sem recorrer a métodos radicais.

O excesso de regras faz com que nunca consigamos comer bem e em paz, e acabamos com uma sensação de culpa. Quando sentimos culpa ou sofremos terrorismo nutricional, podemos ganhar peso porque nos forçamos a comer com restrição, sem equilíbrio, e, em consequência, depois cometemos exageros.

O corpo está acostumado a todo tipo de alimento. Claro que algumas pessoas têm problemas ou alergias a alguns alimentos, e isso deve ser tratado por especialistas. Mas esse é o caso de uma minoria. Em geral, não faz sentido cortar determinados grupos de alimentos, pois isso só atrapalha o prazer de comer.

Somos onívoros, podemos comer de tudo, ou quase tudo, diferentemente de alguns animais, como a vaca, que é herbívora, ou o leão, que é carnívoro. Precisamos inclusive da variedade para nutrir nosso corpo com qualidade. Essa variedade, para nós, é uma felicidade, pois nos permite comer muitas coisas diferentes. Isso também traz um questionamento sobre o que comer. Já que posso comer de tudo, posso me nutrir só de sorvete? Claro que não!

O que fazer então?

VOCÊ TEM UMA RELAÇÃO TRANQUILA COM A ALIMENTAÇÃO?

De acordo com Evelyn Tribole e Elyse Resch, autoras do livro *Intuitive Eating*, sobre comer intuitivamente, você não tem uma boa relação com a alimentação se:

- corta os carboidratos;
- come somente alimentos "seguros", "limpos" ou orgânicos;
- permite-se comer em apenas alguns momentos do dia ou, inversamente, não se permite comer depois de certo horário (por exemplo, à noite);
- sacia a angústia da fome tomando café ou bebidas dietéticas;
- compete com outra pessoa que está fazendo dieta, comendo de forma semelhante em restaurantes ou eventos sociais;
- não come alimentos com glúten com o único objetivo de perder peso;
- se permite comer só se fizer uma certa quantidade de exercício.

Você se reconhece em algum dos comportamentos acima? Está disposto a mudar?

Procure ter uma relação mais relaxada com a comida. Busque o prazer e a satisfação, escutando os sinais do corpo. Você pode não ter uma alimentação perfeita (supondo que isso exista), mas as consequências de "errar" são muito menores do que os efeitos nocivos das dietas restritivas.

Não existem alimentos ruins ou alimentos bons, existem alimentos.

Vamos pensar na gordura e no açúcar, mas sem demonizá-los. Hoje, muita gente se diz viciada em doces e fast-food. Primeiro, conscientize-se de que esse efeito viciante é real. O cérebro tem receptores de recompensa para o açúcar e a gordura e responde com prazer ao comê-los. Assim, pode haver, de fato, um efeito semelhante ao vício: quanto mais eu como, mais eu preciso consumir para obter o mesmo efeito. Mas não concordo em chamar gordura e açúcar de drogas: eles são alimentos!

A guerra dos últimos 30 anos contra a gordura, isto é, a gordurofobia, fez a gente diminuir a ingestão desse nutriente, que é muito importante. Foi um equívoco, pois o corpo precisa de gordura para funcionar. O cérebro (lembra que é ele que controla tudo?) é constituído principalmente de gordura e para haver a síntese de alguns hormônios sexuais são necessários gordura e colesterol. Se você está fazendo uma dieta sem gordura ou com pouca gordura, seu corpo vai se adaptar e reduzir o funcionamento hormonal. Existem estudos que associam dietas com baixa ingestão de gordura ao risco de desenvolver depressão, por exemplo.

Outro problema é que, muitas vezes, para que os alimentos processados tenham um gosto bom e suavidade, a gordura é substituída por outros ingredientes, como açúcar, amido modificado ou xarope de glicose. Alguns estudos recentes mostram que a substituição da gordura por açúcares aumenta o risco de se ganhar peso e de se desenvolver doenças crônicas associadas ao sobrepeso.

Mas, como os alimentos não são drogas, é possível mudar, habituando lentamente o paladar a um sabor menos doce, como mostramos no Segredo 3.

TRÊS PASSOS PARA FAZER AS PAZES COM A COMIDA

1. Pare de contar calorias. Saboreie a vida! Os alimentos são informações, não somente calorias. Dietas com regras rígidas mudam a vida, a relação com o alimento, transformam as refeições em cálculos matemáticos – e isso só é possível por um tempo. Depois, as regras se tornam rígidas demais para serem seguidas e você acaba "fracassando". Então vem o "Já que fracassei, vou comer mais". Não viva de despedidas. Mude seu estilo de vida e sua relação com a comida. Precisamos comer em vários momentos durante o dia.

2. Não classifique os alimentos como "bons", "ruins" ou "proibidos". Não existem alimentos ruins ou que engordam desde que consumidos em quantidades adequadas. Não escolha apenas alimentos diet ou light. Você engana o cérebro com alimentos que nem são tão interessantes em termos de qualidade nutricional.

3. Não use a comida como recompensa. Para quem faz muitas dietas, o alimento "proibido" acaba se tornando uma recompensa e também uma fonte de culpa. Procure outras maneiras de encontrar a felicidade. Faça uma lista de coisas que deixam você feliz que não envolvam comer.

AUMENTE O CONSUMO DE ALIMENTOS VERDADEIROS

Aconselho que todos incluam, cada vez mais, alimentos verdadeiros na alimentação, no lugar dos processados. Nunca tiro alimentos de ninguém, porque isso é frustrante. Trabalho com uma atitude positiva. Falo: "Coma de tudo, mas inclua mais legumes, mais grãos, mais feijão. Tome mais água e evite o excesso de bebidas doces, tanto refrigerantes quanto sucos, ou ricas em outros carboidratos, como a cerveja. E aí a pessoa, sozinha, consegue diversificar a dieta e equilibrar melhor as proporções de açúcar e gordura.

Alguns adolescentes saíram da obesidade sem deixar de ir às redes de fast-food com os colegas. Isso faz parte da vida deles. É um erro querer proibi-los do prazer de comer com os amigos.

O que eu peço é que a pessoa *privilegie* os alimentos menos industrializados. E não porque eu seja contra os alimentos industrializados. Sou engenheira agrônoma, trabalhei nessa indústria e acho que eles ajudam muito no dia a dia. Mas, quando puder, cozinhe, prepare o prato em casa, coma alimentos que vêm da natureza. Coma com qualidade e satisfação e tente evitar a preocupação da dieta. Quanto mais diversificada e rica em produtos naturais dos três grupos (energéticos, construtores e reguladores) for a sua alimentação, mais prazer e satisfação você terá. O resultado é uma tendência a reduzir naturalmente as quantidades de que o organismo precisa.

Quando você inclui mais alimentos verdadeiros na sua alimentação, passa a comer menos dos alimentos industrializados.

> O Brasil é um lugar fantástico. Tem uma grande variedade de legumes e frutas o ano todo.

TRANSFORMANDO A RELAÇÃO COM A ALIMENTAÇÃO

Tudo o que tenho falado neste livro é sobre construir uma nova relação com a alimentação, mudar o foco do peso para a saúde, das calorias para a qualidade e do controle para o prazer. Tudo melhora com essa nova visão: seus indicadores de saúde, sua sensação de bem-estar, sua vida social e o bem-estar coletivo da sua família.

> Pergunte-se: Você tem uma relação tranquila com a alimentação? E seus filhos?

Mas como estabelecer essa relação?

Correndo o risco de ser repetitiva, acho que vale a pena focar nos quatro conselhos a seguir:

1. Diga não ao terrorismo nutricional.
Comer adequadamente não é fácil porque a ciência da nutrição trouxe muitas informações específicas sobre alimentos, energia, nutrientes, etc. Na verdade, são tantas as informações que todos nos sentimos perdidos, até mesmo os nutricionistas.

A consequência dessa dificuldade é o exagero de regras e cuidados que podem alterar nosso equilíbrio e bom senso. Todo ano surgem novos alimentos "bons" ou "ruins", que precisam ser consumidos ou evitados. Essa confusão gera ansiedade e estresse. E você lembra bem o que o estresse faz no seu corpo, não é?

Os vilões da vez são o glúten, a lactose, a gordura, a carne vermelha... Mas, então, o que comer?

De repente, decide-se que a população inteira deve ficar sem açúcar, sem glúten, sem lactose. Isso é uma loucura! Permita-me duvidar quando alguém descobre que um alimento usado há milhares de anos se torna perigoso. Se você suspeita que tem algum problema com um alimento, procure um especialista para avaliar a possível intolerância ou alergia. A grande maioria das pessoas não precisa cortar nem evitar qualquer alimento.

O terrorismo é este: cada vez mais, as pessoas não sabem o que comer porque todo dia aparece uma novidade.

Não engane o cérebro, escute seu corpo, não a revista, a blogueira, a vizinha ou o profissional terrorista. Não restrinja a quantidade quando estiver com fome; coma bem e perca peso modificando a forma como você enxerga a nutrição, a alimentação, a saúde e até sua vida. Foque na qualidade.

2. Faça as pazes com os alimentos.
Pare de lutar contra a comida. Pare de restringir sua fome e evitar certos alimentos. Os alimentos são seus aliados, não seus inimigos.

Não deveria haver alimentos proibidos. A proibição de algo desejado pode levar a frustração, tristeza e perda de controle quando você se autorizar novamente a comer. Depois de um dia difícil e estressante, a tentação aumenta e você certamente vai pensar "Hoje eu mereço!". Nessas ocasiões, o risco de comer em excesso aquele alimento "proibido" é grande.

Algo proibido, sobretudo quando é gostoso, adquire uma importância muito maior e acabamos pensando nele o tempo todo. Mostro a meus pacientes como reintroduzir esses alimentos devagar e com calma, até que a ingestão deles não seja mais tão difícil de controlar. É importante se autorizar de vez em quando.

Algumas dietas, apesar de discorrerem lindamente sobre a comida de verdade, são muito restritivas, com várias proibições. Como me escreveu uma paciente que agora vive longe delas: "Prefiro poder tudo e não querer nada a não poder nada e querer tudo."

Se você tem restringido a quantidade que come e tem sentido fome, comendo mais e melhor você vai ganhar energia, ser mais saudável, viver melhor e, em consequência, ver seu corpo se estabilizar num peso que ele considera saudável. E tudo isso sem a sensação de frustração e culpa, e sem ter de contar calorias e virar especialista em nutrição.

Pode parecer contrassenso. Como assim, comer mais para emagrecer? Agora lembre que restrições aumentam o apetite e desaceleram o metabolismo. Voltar a escutar a fome e comer o suficiente para estar satisfeito vai fazer com que ela grite menos, ou seja, seu apetite depois de algum tempo vai se equilibrar. Você naturalmente passará a comer menos. Ao mesmo tempo, seu metabolismo deve se normalizar. É o cérebro, percebendo que o corpo está recebendo nutrientes suficientes, que deixa de se estressar.

Para muitos dos meus pacientes, voltar a comer um pouco mais é custoso, mas, quando voltam a confiar no corpo e nos sinais que ele manda, é muito libertador e os resultados aparecem. No entanto, lembre que é preciso mudar com calma e sem pressa.

3. Coma com prazer e sem culpa. E sem gula.

O prazer de comer é um dos mais básicos da vida e compartilhar a comida é uma das felicidades do ser humano. Não sinta culpa; sinta prazer ao comer.

Para o professor de História da Alimentação Henrique Carneiro, a relação do ser humano com a comida é provavelmente a mais essencial da natureza humana, depois da ingestão de água e da respiração; é uma necessidade primordial. O alimento e a bebida são grandes lubrificantes sociais. Comer e beber juntos são momentos de prazer individual e coletivo, associados a festa e celebração.

Alguns dos marcos da história da humanidade envolvem a busca por alimentos, como as grandes navegações do século XV, e por especiarias (canela, gengibre, noz-moscada, cravo), temperos que pareciam possuir a magia de trazer o calor e aumentar o desejo sexual.

Por isso, a alimentação não pode ser dissociada do seu aspecto prazeroso: é uma necessidade básica e uma fonte de desejo, talvez a maior delas. O prazer tem de estar presente no ato de comer.

Mas comer com prazer não significa comer com gula. Significa comer conscientemente, aproveitando cada bocado e degustando-o. Desfrute das refeições, chegando à satisfação sem excesso. É possível comer com moderação e sem exageros ou compulsão; experimente.

E que tal acabar de vez com essa mania de sentir culpa ao comer algo gostoso?

4. Coma alimentos variados, capriche na qualidade e beba água.

Somos onívoros e, portanto, precisamos de uma alimentação variada. Além disso, os alimentos são informações, não só calorias.

Lembra o que falamos sobre a nutrigenômica? A alimentação é o fator que mais muda a expressão dos genes. A qualidade do que comemos é muito importante para que nosso corpo tenha um funcionamento harmonioso e feliz. Comendo com qualidade e sem estresse, ajudamos o corpo a ter beleza de dentro para fora, não o contrário.

A nutrição funcional é muito interessante e, junto com a nutrigenômica, está apontando um novo caminho para a nutrição. Se você quer comer de forma funcional, vá comprar seus alimentos na feira ou nas alas frescas dos supermercados. Esses alimentos são naturais e cheios de compostos bioativos, fibras e nutrientes. Alimente bem o seu corpo, alimente bem o seu cérebro, alimente bem a sua alma. Capriche na qualidade.

Simplifique a nutrição. Procure qualidade, não quantidade. Coma mais alimentos verdadeiros, incluindo os dos três grupos alimentares (energéticos, construtores e reguladores) em todas as refeições.

E beba água. É a melhor hidratação para seu corpo.

Não existem alimentos proibidos. Alimentos processados e congelados são alimentos, fast-food é alimento, mas quanto mais alimentos verdadeiros (*in natura*, não processados) você incluir na alimentação, maior será a qualidade do que está comendo. Vale a pena caprichar na qualidade sem se proibir nada!

CASO REAL: CURANDO A RELAÇÃO COM A COMIDA

Giovana, com pouco mais de 20 anos, me procurou porque não parava de engordar. Ela sentia que precisava mudar sua relação com os alimentos, pois sua vida era um inferno. Ela só pensava em comer e vivia cheia de culpa e mal-estar.

Quando conversamos sobre sua infância, Giovana contou que a mãe sempre restringia sua alimentação. Como havia vários casos de obesidade na família, a mãe morria de medo de que a filha engordasse. Essa restrição permanente em casa fez com que a Giovana desenvolvesse uma relação muito ruim com os alimentos.

Aos 14 anos, ela estava com excesso de peso e a mãe resolveu levá-la ao endocrinologista para que emagrecesse para sua festa de 15 anos. O médico passou uma dieta muito rígida, com contagem de calorias, e receitou um medicamento chamado sibutramina. Ela ficou "linda" nas fotos da festa de 15 anos, só que foi exatamente ali que começou uma vida de ganho e perda de peso constantes, dietas, obsessão por alimentos e compulsões.

Ela me procurou para aprender a se reeducar a ter uma relação tranquila com os alimentos, sair daquela vida de sofrimento e fazer outra coisa além de só pensar em comer.

O problema era que ela se culpava por não ter tido força de vontade e disciplina para manter a dieta e acabava sempre iniciando outra dieta para perder os quilos a mais, certa de que daquela vez teria determinação e iria perder os tais quilos... O círculo vicioso se instalou e ela só ganhava peso. Claro que conversamos sobre ter metas realistas e que o peso dos seus 15 anos não era realidade.

Após algumas semanas, ela se sentia muito melhor, parou de ter as compulsões e, em consequência, emagreceu.

CASO REAL: VOLTAR A COMER

A médica e instrutora profissional de *mindful eating* Paula Teixeira tem uma linda história de superação após anos de uma luta contra a balança que começou na infância, quando já sofria de sobrepeso. Aos 18 anos, obesa, ela acabou optando pela cirurgia bariátrica. Infelizmente, o procedimento não a ajudou a atingir os resultados esperados.

Paula me procurou aos 27 anos. Ela estava engordando e não entendia como.

"Eu como pouco", ela me disse.

"Eu acredito", foi minha resposta.

Ela sentiu um alívio enorme ao ouvir isso; foi a primeira vez que alguém acreditou que ela realmente comia pouco. De fato, seu metabolismo estava extremamente baixo.

Ela confessou que desde pequena comer era uma tortura e a primeira vez que sentiu "permissão de morar em si mesma" foi comigo. Com paciência e a prática do comer consciente, aumentando pouco a pouco a quantidade de comida que ela consumia, o metabolismo de Paula voltou ao normal.

Ela percebeu a mudança após alguns meses, quando se deu conta de que comia muito mais do que ao me procurar, mas já não engordava mais. Por algum tempo seu peso permaneceu estável e, de repente, começou a despencar.

Então Paula criou o Centro Brasileiro de Mindful Eating, onde ensina os benefícios da alimentação consciente e os méritos de fazer as pazes com a comida e o corpo. Convidei-a a ser docente no meu curso para profissionais da saúde "Nutricoach Método Sophie".

Gravei com a Paula uma entrevista sensacional e muito emocionante, "Como voltei a comer", que está no meu canal no YouTube (veja o link em Recursos, na página 252).

SEGREDO 6
ALIMENTE-SE DE OUTRAS ENERGIAS

- **Estabeleça rotinas saudáveis.**
- **Seja ativo e mexa-se.**
- **Durma bem.**
- **Cultive seus interesses.**

Nosso corpo precisa de rotina. Todos os dias, é preciso cuidar das funções vitais: comer, se hidratar, ir ao banheiro, se movimentar, dormir, etc. Em 2017, o Prêmio Nobel de Medicina foi concedido a uma equipe que estuda os mecanismos e a importância do ritmo circadiano na nossa saúde. Sabemos que o DNA contém "genes relógios" (*clock genes*) que regulam o corpo e o metabolismo em um ciclo de cerca de 24 horas, ou seja, um dia.

Está comprovado que a falta de rotina ou de sono pode resultar em uma alteração metabólica devido ao estresse da desorganização. O desregulamento do nosso relógio biológico altera a saúde e aumenta o risco de ganho de peso, obesidade, diabetes e até câncer.

Portanto, tente comer em horários regulares e não deixe passar muito tempo entre as refeições. Rotinas são especialmente importantes para crianças. Elas estão em crescimento e podem sentir mais fome do que os adultos.

Outra função que não pode ser menosprezada, especialmente nas crianças, é o sono. Sabemos que com a correria do dia a dia isso não é muito fácil, mas procure repousar o suficiente ou recuperar no fim de semana o que você não conseguiu dormir durante a semana. Fique muito atento para que seus filhos durmam o suficiente. Às vezes, é preciso ser firme para mandar as crianças e os adolescentes irem dormir, mas é necessário.

A atividade física também representa um ganho enorme para a saúde e a qualidade de vida. Limite o tempo sedentário. Faça da atividade física e do estilo de vida saudável hábitos para toda a família. Você não pode esperar que seu filho seja ativo se você não é.

O exemplo é a melhor maneira de ensinar hábitos saudáveis.

Para além das rotinas de comer, mexer-se e dormir, você deve também descobrir ou redescobrir prazeres que enriqueçam seu dia a dia. Dedique-se a interesses, hobbies, cursos e dê espaço para qualquer coisa que alimente a sua vida de novas e boas energias. Tudo em equilíbrio.

Tudo o que contribui para melhorar a saúde tem de ser observado; nosso corpo é um todo. É importante ter uma visão mais holística do indivíduo. Certa vez aconselhei um paciente que queria emagrecer a, simplesmente, diminuir a intensidade de seus exercícios físicos, que ele estava fazendo em excesso, e dormir mais. E deu certo.

ROTINAS AJUDAM A PREVENIR A OBESIDADE INFANTIL

Um artigo publicado no jornal *Pediatrics* validou, mais uma vez, a importância das rotinas familiares e mostrou que três comportamentos foram associados a um menor risco de sobrepeso e obesidade em crianças:

1. jantar regularmente em família;
2. dormir cedo e o suficiente;
3. tempo limitado de TV ou computador.

O mais interessante dessa pesquisa é que isso foi observado independentemente da qualidade dos alimentos oferecidos em casa. Isso significa que o simples fato de estabelecer uma rotina na vida de uma criança a ajuda a ter um peso mais saudável.

A pesquisa foi conduzida em 2005 pela Universidade de Ohio com 8.550 crianças de 4 anos. Os resultados mostraram que mais da metade dessas crianças jantava em casa e em família (cinco ou mais vezes na semana), 57% delas dormiam mais de 10 horas diariamente e 40% assistiam a televisão menos de 2 horas por dia.

A média de horas de TV ou computador das crianças que estavam em tratamento no ambulatório de obesidade infantil do Hospital das Crianças era de mais de 5 horas por dia. Algumas chegavam a 10 horas. Olhe que diferença enorme.

==É especialmente importante não comer na frente de telas de TV, computador, celular ou videogame.==

Se a rotina já melhora a saúde de seus filhos, imagine se você ainda caprichar na variedade e na qualidade alimentar. E nenhuma dessas rotinas implica grandes despesas – é tudo praticamente sem custo.

Estabelecer boas rotinas para as refeições da família também melhora o desempenho escolar e a atenção das crianças, diminui o risco de uso de álcool e drogas e aumenta o bem-estar geral.

Rotinas de dormir também são importantes. A falta de sono tem sido documentada como causa de vários problemas. Não só deixa as crianças mal-humoradas como também, à medida que crescem, pode ter impactos no desempenho escolar, na atenção e no foco, e até mesmo ser um fator de risco para os adolescentes. Crianças e adolescentes precisam de uma "hora de dormir".

Assistir menos a TV deixa a criança mais disposta à criatividade, a conversas e a desenvolver laços sociais. Tente limitar o tempo de tela, especialmente nos dias de escola. Não use a televisão como babá e capriche nos programas a que seus filhos vão assistir.

Lembre-se de que nada vale mais do que o exemplo dos pais; então cuide também do seu sono e do seu consumo de televisão e outras telas.

E não esqueça: a família pode participar da preparação do jantar reunida.

DIETA RÍGIDA OU HÁBITOS SAUDÁVEIS: O QUE É MELHOR PARA UMA CRIANÇA COM SOBREPESO?

O consenso internacional, baseado no estudo do metabolismo e do comportamento de crianças com sobrepeso e obesidade, orienta os pais de uma criança com excesso de peso a não se concentrarem na balança e na perda de peso, mas nas mudanças de estilo de vida. Fiquei muito feliz quando foi publicada, em setembro de 2016, uma diretriz da Academia Americana de Pediatria orientando para a prevenção tanto da obesidade quanto dos transtornos alimentares em jovens. Ela aponta como maiores fatores de risco as dietas restritivas e a insatisfação corporal. E incentiva a melhora do estilo de vida no sentido do bem-estar, de rotinas de horários, atividade física prazerosa e comer junto com entes queridos.

Ou seja, a criança com sobrepeso não deve fazer dieta rígida. Ela está crescendo e precisa de uma alimentação variada e rica, sem carências nutricionais. Uma dieta restritiva pode trazer deficiências responsáveis por afetar o crescimento e o desenvolvimento, levar a um controle difícil da fome e da saciedade e causar transtornos do comportamento alimentar na adolescência. O conselho, então, é não focar no peso, e sim buscar uma estabilização temporária do peso, aproveitando o crescimento da criança; isso é um processo que ajuda a criança a emagrecer.

Um estudo com crianças de 10 anos mostrou que impor restrições alimentares muda a relação dos jovens com a comida: eles passam a comer mais sem ter fome e desenvolvem o hábito de lidar com o estresse comendo.

Veja que interessante: crianças de 10 anos foram convidadas a tomar café da manhã e depois realizar uma atividade. Essa atividade era colorir desenhos, algo relaxante nessa idade (aliás, em todas as idades). Depois de uma hora, as crianças foram levadas para uma sala cheia de guloseimas: sorvete, chocolate, doces, bombons, etc. Elas não tinham mais fome do que qualquer outra pessoa nessa situação. Os pesquisadores anotaram o que cada uma comeu e as convidaram a voltar no dia seguinte. De novo, elas deveriam tomar o café da manhã e depois realizar uma atividade, que dessa vez foi a seguinte: cada criança tinha 5 minutos para se apresentar às outras. Isso é muito estressante para crianças dessa idade. Em seguida, elas foram para a sala de guloseimas.

Os pesquisadores separaram as crianças em dois grupos: as que comeram de maneira semelhante nos dois dias e as que comeram mais no segundo dia. Perceberam então que o segundo grupo, ou seja, as crianças que responderam ao estresse comendo mais, era constituído daquelas que sofreram algum tipo de restrição ou foram criadas por mães ou pais restritivos ou que fizeram dieta. Conclusão: após uma restrição, é maior a tendência a comer mais quando se está estressado. Isso é o comer emocional.

Para uma criança que não treinou o cérebro para buscar alimentos e para aumentar o apetite – isto é, uma criança que foi nutrida tendo sua fome respeitada –, o alimento é importante, mas não como recompensa que alivia o estresse. Os primeiros anos na vida das crianças são cruciais para o desenvolvimento de comportamentos alimentares, especialmente quando estão na fase da diversificação da comida.

MEXA-SE

Fazer atividade física é tudo de bom: alivia o estresse e ajuda o metabolismo. A movimentação dos músculos traz para o corpo um estresse positivo que aumenta a disposição para várias tarefas cotidianas.

Mas não esqueça: escolha uma atividade física que lhe dê prazer.

E, como tudo na vida, o excesso não é benéfico. O excesso de exercícios pode gerar um estresse negativo, que por sua vez faz você correr o risco de ganhar peso. Por isso, é melhor escolher uma atividade que lhe dê prazer e não se exceder ao praticá-la.

Se não estiver praticando nenhuma atividade que coloque seu corpo em movimento, comece devagar, por exemplo, caminhando entre 5 e 10 minutos por dia, depois passe para 20. Isso já vai provocar uma mudança de hábitos. Logo que ficar mais fácil, você poderá aumentar o tempo e o ritmo. Começar dessa forma é muito mais sustentável do que se inscrever numa academia, praticar durante um mês e depois abandonar tudo porque a meta não era realista.

Confie na sua intuição e nos seus sentimentos. Busque seu próprio poder. Toda atividade é um ganho: subir escadas, caminhar, limpar a casa, cuidar do jardim, etc. O importante é colocar o corpo em movimento.

INVISTA NO QUE FAZ BEM A VOCÊ

Aposto que você – como muitos dos meus pacientes e seguidores – já gastou tempo e dinheiro com regimes destrutivos e irreais, suplementos inúteis, medicamentos ou cirurgias eletivas, não é? Agora imagine investir mais em coisas que reflitam sua personalidade: atividades e objetos que fazem bem a você e que trazem bem-estar e crescimento pessoal.

Seja honesto e responda à seguinte pergunta: se você estivesse feliz com o próprio corpo, continuaria gastando nas mesmas coisas e da mesma forma?

Você provavelmente desfrutaria mais de seu tempo e seu dinheiro. Sem a preocupação e o gasto com a estética, dá para dedicar energia a outras esferas da vida.

Mas você não precisa esperar a satisfação com o corpo para investir em coisas que lhe fazem bem. Muitas pessoas relatam que, simplesmente por terem adotado esses conselhos, notaram uma mudança. Elas passaram a escutar comentários como: "Você está diferente ultimamente, mais animado", "Parece mais alegre esses dias, aconteceu alguma coisa?", "O que fez para se sentir melhor assim?".

Para além do peso ou da aparência, o que você deseja? O que gosta de fazer? Como gostaria de passar o seu tempo de lazer? O que tem curiosidade de aprender ou vivenciar?

Reflita sobre isso, mude seu foco e aproveite!

CASO REAL: EMAGRECER DORMINDO MELHOR? É POSSÍVEL, SIM!

Carina chegou ao meu consultório se queixando de que estava engordando e não sabia por quê. Ela era dentista recém-formada e queria minha ajuda para emagrecer. Após uma avaliação da saúde, do histórico de peso, do comportamento e do estilo de vida dela, chamou minha atenção como ela dormia pouco. Seu repouso diário era de aproximadamente três horas e ela dizia que dormir era perda de tempo.

Na nossa consulta, foquei na importância das rotinas e no respeito ao ritmo biológico do corpo. "Durante o sono, não perdemos tempo: o corpo precisa desse descanso e o cérebro mais ainda", eu disse. Expliquei a ela que o emagrecimento saudável não aconteceria sem que ela passasse a dormir melhor. Pedi que voltasse somente depois de melhorar o sono. Quando Carina saiu, pensei que havia ficado desapontada com a consulta: em vez de uma receita de dieta ela recebeu dicas para dormir melhor. Imaginei que não iria voltar a vê-la.

No entanto, três meses depois recebi o seguinte e-mail:

Dra. Sophie,
estou dormindo, já posso voltar.
Beijos, Carina

Ela não somente estava dormindo muito melhor como já tinha emagrecido em consequência disso.

Então marcamos outra consulta para trabalharmos juntas o aspecto nutricional.

SEGREDO 7
COZINHE E CELEBRE A COMIDA

- **Cozinhar faz bem à saúde (e não é difícil).**
- **Comida caseira é tudo de bom.**
- **Comer junto de alguém é melhor ainda.**

Cozinhar é a melhor coisa que você pode fazer para a sua saúde. Inclusive é a melhor coisa para fazer as pazes com a comida: comer com prazer e com qualidade.

A Universidade Harvard publicou em 2015 vários estudos que avaliaram que cozinhar e comer comida fresca são a melhor proteção contra obesidade e diabetes do tipo 2. Fazer a própria comida se revelou uma atividade muito benéfica. Cozinhar ajuda você e a sua família a comer melhor e a ingerir mais alimentos *in natura* e menos alimentos processados ou industrializados. Preparando a comida em casa, você controla mais a qualidade e ainda relaxa, se envolvendo numa atividade criativa. Os efeitos de cozinhar vão mais longe do que os nutricionais: ajuda a diminuir o estresse e é também uma forma de transmitir seu amor às pessoas queridas, que compartilham sua refeição. Quem ama, cozinha!

Não precisa saber cozinhar como um chef. Com 10 receitas simples, você já é capaz de variar e criar uma semana inteira de refeições. Só com o básico, você já pode melhorar sua saúde.

==**Comer juntos à mesa promove comportamentos alimentares positivos e bem-estar à família.**==

Fazer as refeições juntos à mesa ajuda a comer mais devagar, prestar atenção ao que se está comendo e às sensações de fome e saciedade. Claro, sem televisão ou telas por perto! A ideia é se concentrar na comida e se conectar com a família ou com os amigos.

Para as crianças, foi comprovado o efeito positivo de jantar com os pais: reduz o risco de desenvolver sobrepeso, aumenta a aceitação de frutas e legumes, melhora o desempenho escolar e até reduz o risco de usar drogas na adolescência. Então aproveite a oportunidade de estarem juntos ao redor da mesa e ensine as crianças a compartilhar, a ajudar e a se comportar melhor na sociedade, além de ingerir mais frutas e legumes.

Você não tem tempo? A sua vida é corrida demais? Tente preparar um jantar uma vez por semana, escolher uma refeição no fim de semana para fazerem juntos ou compartilhar o café da manhã. Lembre-se do Segredo 3: faça as mudanças aos poucos, no ritmo possível.

E pense que cozinhar é sinônimo de comer bem, de diversão e de cuidar bem de toda a família.

NÃO COZINHAMOS MAIS

Hoje, não temos mais tempo para cozinhar nem interesse em fazê-lo, pois comprar tudo pronto é mais fácil. Assim, passamos a depender muito dos alimentos processados. Jantamos fora ou pedimos entrega de comida em casa não só em ocasiões especiais, mas em dias comuns também.

Isso não quer dizer que nossa vida esteja ruim ou que, necessariamente, não seja mais saudável, mas é uma pena termos perdido o hábito de cozinhar e comer em casa. Precisamos reinventar um novo estilo de vida. Precisamos aprender a fazer as compras no supermercado ou na feira, a organizar as refeições e a dividir as tarefas.

E esses papéis são de todos, não somente da mãe ou da mulher. Os homens estão participando mais da vida doméstica, e isso é maravilhoso. Se houver ajuda e se todos se revezarem, podemos saborear um bom jantar e ter um momento gostoso com a família reunida.

Quando eu era criança, cozinhar era um assunto de mulher e meus dois irmãos não participavam do preparo da refeição. Isso não me agradava e sempre achei injusto. Ao criar meus filhos, não fiz distinção entre meninos e meninas; considero superimportante *todos* participarem do preparo da refeição e aprenderem a se virar com o básico da cozinha. Hoje, meus filhos – os rapazes e as moças – adoram cozinhar. Tenho certeza de que isso é uma habilidade que vai ajudar na vida futura e na saúde deles.

Você sabia que cozinhar é um tipo de terapia? Ajuda a relaxar. Algumas pesquisas mostram que cozinhar e depois saborear o que foi feito pode proporcionar um bem-estar parecido com a meditação. Existem monastérios em que monges meditam cozinhando. É um momento de felicidade, que envolve a doce expectativa de se alimentar com prazer e a alegria de transmitir amor às pessoas queridas através da comida. Cozinhar é também uma excelente tarefa para compartilhar com os filhos, aproveitando a ocasião para conversar, ensinar, educar.

Se ainda tem dúvidas sobre o prazer de cozinhar, experimente. Você vai descobrir como é simples e gostoso. Não estou falando de ficar na cozinha o dia todo, mas de dedicar algum tempo ao preparo de uma refeição para as pessoas que você ama.

Quando converso com os mais jovens, mesmo os nutricionistas, sempre escuto que cozinhar é complicado, leva muito tempo e gasta muita energia. Imagino que estejam se referindo ao almoço que a vovó começava a preparar de manhã, usando muitas panelas e envolvendo uma grande produção. Isso também é cozinhar, claro, mas deixe as dezenas de panelas e pratos para os eventos ou festas.

O dia a dia não precisa de toda essa elaboração. Eu preparo jantares gostosos e simples em 20 ou 30 minutos. Isso não me parece difícil porque faz parte da minha cultura e é importante para mim. Não vejo como uma tarefa insuportável, que consome o meu tempo. É um momento tão importante como tomar banho ou escovar os dentes.

==**Cozinhar é provavelmente a coisa mais importante que você pode fazer para melhorar sua alimentação.**==

Claro que, quando não tenho tempo nem vontade, peço uma pizza ou preparo um lanche, mas isso não me deixa tão satisfeita e não tenho interesse em repetir essa prática todos os dias.

Faça a experiência: após algum tempo cozinhando regularmente, você vai sentir um bem-estar enorme por poder saborear uma comida fresca preparada por você – um prazer muito maior do que se tivesse comprado um jantar pronto (que, ainda por cima, provavelmente viria com muito mais sal, gordura ou açúcar do que o mesmo alimento feito em casa).

USE E ABUSE DA SUA CRIATIVIDADE

Na animação *Ratatouille*, o lema do personagem do chef Auguste Gusteau é "Qualquer um pode cozinhar".

Fazer a própria comida parece impossível para muitas pessoas, mas é gostoso e gratificante. Ao ganhar confiança, você vai passar a adorar os diversos benefícios que cozinhar traz para sua vida. Se você acha que não será bom cozinheiro, vale a pena tentar.

Que tal fazer um macarrão com molho de tomates frescos, alho e parmesão e assar uma carne em vez de pedir um hambúrguer com batatas fritas?

Para isso, as compras são fundamentais. Organize-se e não enxergue como uma tarefa que faz você perder tempo. Transforme-a em um passatempo gostoso. Faça compras grandes uma vez por mês e deixe para comprar no dia a dia o que deve ser fresco. No próximo capítulo há muitas dicas de como se organizar para cozinhar mais.

Gosto muito de ir à feira aos domingos, de conversar com os vendedores, encontrar amigos e planejar jantares em função dos alimentos que encontro, com preço razoável e de acordo com a estação. Sempre troco receitas ou dicas com os vendedores; é muito interessante e prazeroso.

Na última parte do livro, você vai encontrar muitas receitas diferentes, simples e fáceis de fazer, e todas elas aprovadas e gostosas. São mais de 70! Escolha as que mais combinam com você e com o seu paladar e divirta-se.

Não hesite em usar a internet para obter receitas deliciosas. Com algumas receitas simples e gostosas, você já pode comer de maneira mais saudável. Aprenda a prepará-las e já estará melhorando muito sua qualidade de vida e sua saúde.

Mas também use e abuse da criatividade. Invente, teste novos temperos, explore culinárias e especiarias de outros países, ou legumes e frutas que você não tem o hábito de comer.

Claro que arroz e feijão com uma carne assada e salada também formam um prato muito bom; as receitas brasileiras são muito gostosas. Eu adoro feijoada, moqueca e tutu. Aposto que você sabe fazer ou conhece alguém que possa lhe ensinar, não?

Afinal, cozinhar é mais econômico e dá muita liberdade para a criação, portanto, quanto mais você experimentar, mais vai melhorar, ter ideias e sentir prazer em cozinhar! E a sua saúde vai agradecer.

CELEBRE A COMIDA COM AS CRIANÇAS

Como já foi mencionado, uma pesquisa realizada nos Estados Unidos em 2010, que estudou mais de 8 mil crianças, sugere uma associação entre as refeições em família e um menor risco de excesso de peso em crianças. Assim, uma família cujos membros comem e cozinham juntos poderia se beneficiar de uma saúde melhor. Na correria de hoje, é quase impossível fazer todas as refeições em casa, mas conseguir reunir todos para pelo menos uma – o jantar ou o café da manhã – já faz uma grande diferença.

Os autores da pesquisa, Sarah Anderson e Robert Whitaker, ainda dão algumas dicas para promover comportamentos alimentares positivos e assim evitar o excesso de peso:

- servir uma comida caseira;
- deixar as crianças escolherem os alimentos e a quantidade desejada no prato;
- sentar-se com as crianças durante as refeições e comer com elas;
- ajudar as crianças a reconhecer os sinais de fome e saciedade, perguntando, por exemplo, "Você almoçou o suficiente?" ou "Você quer um pouco mais?";
- não praticar restrições nem dar incentivo para consumir mais;
- dar o exemplo de uma alimentação equilibrada;
- caprichar no equilíbrio e na variedade dos alimentos.

Seus filhos merecem crescer sem o estresse de não saber o que comer, de enxergar os alimentos como bons ou ruins ou de ficar sempre pensando no que engorda ou não. Você pode contribuir ensinando-os a comer de tudo, a confiar no corpo deles e a saber cozinhar o básico.

Para ajudar a construir essa relação agradável com o comer, a mesa de jantar tem de ficar num lugar tranquilo, tanto para as crianças quanto para os pais. Faça do lar um ambiente seguro e harmonioso, que ajude a reduzir o estresse da criança, e aborde as questões de alimentação e peso de maneira equilibrada, sem vergonha.

1. Concentre-se no ambiente saudável de toda a família na hora das refeições.

O que é bom para a saúde é bom para a família inteira – quer se trate de pessoas magras ou não. O papel dos pais é integrar, sem terrorismo, hábitos saudáveis com disciplina. Para isso, o ideal é investir numa variedade de comidas de verdade, feitas com carinho e sabor.

O trabalho dos pais é ter disciplina e criar um ambiente saudável para oferecer o alimento, mas lembre-se: é a criança que decide *quanto* vai comer.

2. Evite regras alimentares rígidas.

Quando há regras em casa em torno do comer, como "Nesta casa não tem sobremesa" ou "Aqui nada tem açúcar", as crianças podem supervalorizar o alimento proibido e, assim, ficar com mais vontade de comê-lo.

Quando a criança tem acesso a um alimento, ele perde importância emocionalmente aos olhos dela. Também não compre seu filho nem use a comida como moeda de troca: se disser que tem de comer a salada para ganhar sobremesa, estará passando a mensagem de que os vegetais são horríveis e que, por comê-los, será recompensado.

3. Ensine seus filhos a saborear a comida.

Buscar uma experiência de prazer no ato de comer ajuda a entrar em equilíbrio e é uma forma menos ameaçadora de ter uma alimentação saudável. Incentive-os a saborear os pratos, explore diferentes ervas e temperos e veja a reação deles.

Nada melhor do que cozinhar com eles. Envolver as crianças no preparo dos alimentos é divertido e os ensinará a valorizar o ato de cozinhar e também os sabores e texturas da comida.

CASO REAL: O PODER DE UMA REFEIÇÃO CASEIRA

Alexandre, de 15 anos, chegou ao meu consultório com obesidade. Nos últimos anos, ele tinha crescido muito – media 1,85 metro – e ganhado muito peso – estava com mais de 100 quilos. Quando conversamos, ele me contou que já havia feito uma dieta com um nutricionista e que não tinha funcionado. Perguntei por quê. Ele ficou um pouco triste e precisou de alguns minutos antes de responder.

"Eu consegui fazer tudo certinho por um mês, depois, comi muito, tudo que vinha pela frente."

Olhei para ele e respondi: "Alexandre, a culpa não é sua! Dieta muito restritiva faz isso mesmo, especialmente em adolescentes em crescimento. Vamos trabalhar juntos para melhorar o que você come, sem fazer dieta nem proibir alimentos."

O sorriso que ele me deu valeu tudo. Entendi na hora que ele iria topar fazer progressos comigo. Conversamos sobre seus horários, o costume de comer com os amigos, etc. Combinamos estratégias para aumentar a qualidade alimentar no dia a dia e, no final da consulta, conversei com os pais.

"A única coisa que vou pedir a vocês é que façam um jantar à noite e parem de comer lanches rápidos fora de casa à tarde ou à noite." Enfatizei: "Quero que o Alexandre coma *comida* à noite. Isso vai ser bom para a família inteira."

A cada retorno dele, eu podia ver que ainda não haviam incluído os jantares na rotina alimentar. Depois de insistir com a mãe, ela confessou que não conseguia se organizar; mesmo com a maior vontade do mundo, chegava sempre cansada do trabalho e não tinha nada na geladeira ou na cozinha. Com todo mundo gritando de fome, ela acabava pedindo uma comida por telefone ou comprando um lanche qualquer. A mãe me pediu ajuda e começamos um trabalho para reorganizar a casa, com uma lista de compras, planejamento da semana e dicas simples para cozinhar.

Isso provocou uma mudança enorme na vida de todos os membros da família. A casa ficou mais em paz à noite. Todos ganharam ao se reunirem ao redor da mesa e ganharam em saúde! Alexandre saiu da obesidade e não voltou até agora nem ao sobrepeso. Tudo isso vivendo uma vida normal de adolescente e comendo fast-food com os amigos de vez em quando.

• PARTE 3 •
OS SEGREDOS DA SOPHIE NA PRÁTICA

Seja bem-vindo à parte prática do livro, onde você encontrará dicas, cardápios simples e saborosos e mais de 70 receitas rápidas, fáceis e gostosas para começar a sua transformação. Hora de botar a mão na massa!

Como chegamos à reta final do livro, vale a pena relembrar minhas três grandes dicas:

1. **Diga não às dietas**.
2. **Coma comida de verdade**.
3. **Cozinhe!**

Para resistir à tentação de seguir uma dieta restritiva, você precisa, primeiro, trabalhar sua relação com o corpo, resgatando a confiança nele e o carinho por ele. Todos os dias lembre-se de se perguntar como você está se sentindo. Use um pouco do seu tempo de manhã para respirar fundo, agradecer as coisas positivas da sua vida e ter mais consciência do momento. Aceite seu corpo como ele é. Como expliquei no Segredo 1, aceitar não quer dizer amar, mas tratar melhor, sem viver em guerra contra si mesmo.

Para citar o psicólogo humanista norte-americano Carl Rogers: "Curioso paradoxo: quando me aceito como sou, posso então mudar."

Quanto às dicas 2 e 3 – comer mais alimentos verdadeiros e cozinhar –, comece indo mais à feira, visitando as alas de produtos frescos do supermercado e fazendo receitas simples. Use e abuse da internet para buscar receitas e ideias. O simples fato de cozinhar mais já vai fazer você aumentar o consumo de alimentos *in natura* e diminuir o de industrializados. Acredite, quando começar vai passar a gostar e querer fazer mais. Tente manter essa rotina durante algumas semanas e você verá sua vida se transformar.

No capítulo "Gastronomia urbana para pessoas apressadas", fiz uma compilação de dicas relacionadas à organização para fazer as compras, ao planejamento das refeições e ao ato de cozinhar. São muitas dicas de organização da cozinha e da rotina, como fazer uma lista de compras e 15 cardápios supersimples e criativos para experimentar no seu dia a dia. Você verá que cozinhar não é um bicho de sete cabeças e que é gostoso; é a melhor coisa que pode fazer para aprimorar sua alimentação e a dos seus entes queridos.

Quem ama, cozinha.

As 75 receitas nesta parte do livro são fáceis, rápidas e gostosas e estão organizadas da seguinte forma:

- Minha receita favorita (spoiler: é um iogurte caseiro!)
- Molhos, pastas e patês
- Saladas
- Caldos e sopas
- Jantares completos
- Carnes e aves
- Peixes e frutos do mar
- Legumes, verduras e pratos vegetarianos
- Sobremesas

Experimente, brinque, use a criatividade! E não se esqueça de ser delicado consigo mesmo. Você merece carinho e respeito. A mudança é gradual, mas a transformação é para sempre.

E lembre-se:

- Comer deve ser uma fonte de prazer, de bem-estar e de saúde.
- Não busque perfeição, busque progresso.
- O peso é consequência do seu equilíbrio.
- O corpo se equilibra ao longo da semana, não com uma refeição só.

CAPÍTULO 1

GASTRONOMIA URBANA PARA PESSOAS APRESSADAS

Adoro cozinhar, mas confesso que no dia a dia não é das coisas mais gostosas, porque cansa mesmo. Faltam tempo e ideias, e é tão mais fácil pegar o telefone e pedir uma comida, principalmente se chegamos em casa depois de um dia cansativo, com muita fome, e encontramos a geladeira vazia, não é mesmo?

Mas, com um pouco de organização, criatividade e disposição, é possível inserir a gastronomia na sua rotina. A minha visão da cozinha caseira é simples, gostosa e sempre voltada para a qualidade não só do alimento, mas também do paladar. Simplificar: esse é o meu jeito de cozinhar. A refeição do dia a dia deve ser fácil, rápida e gostosa. Claro que, em ocasiões especiais, preparo pratos mais elaborados e também mais demorados.

Além do mais, é um prazer preparar uma refeição para depois degustá-la a sós ou em companhia de outras pessoas. Essa meia hora de dedicação vale muito a pena.

Comece com mudanças simples: por exemplo, pense no jantar. A maioria das pessoas que trabalham ou estudam almoça fora de casa. Por isso, capriche na janta, coma comida de verdade e menos lanches. Seu corpo agradece.

A QUESTÃO DO DIA: O QUE FAZER PARA O JANTAR?

Essa é a grande pergunta de todos nós, não é? Trabalhamos fora, frequentemente almoçamos na rua e, à noite, quando chegamos em casa, temos a mesma preocupação: o que preparar para a última refeição do dia?

O QUE É PRECISO PARA COZINHAR BEM

Nem sempre tive a oportunidade de morar em um apartamento ou casa com uma cozinha maravilhosa, mas sempre cozinhei. Já morei na África, na França, nos Estados Unidos e atualmente estou no Brasil, e preparo pratos modernos e globalizados para minha família. Agora que os meus filhos são crescidos, eles ou meu marido me surpreendem com um jantar delicioso quando trabalho até tarde. Nada melhor do que chegar em casa e ver que alguém preparou uma refeição gostosa para você, não é?

Engana-se quem acha que são precisos muitos utensílios especiais para preparar uma refeição. Você pode cozinhar muito bem com uma boa faca, uma tábua, algumas panelas, uma frigideira antiaderente, um ralador de cozinha e tesouras para cortar tudo rapidinho, até as ervas. Não deixe a falta de acessórios ser uma desculpa.

Eu prefiro não fritar os alimentos, por isso a frigideira antiaderente é muito prática: com um pouco de azeite, é possível assar, dourar e cozinhar em fogo baixo. Procure não cozinhar em fogo alto, pois os alimentos podem queimar. Em geral, uso azeite ou manteiga para cozinhar. Muitas vezes, junto os dois: a manteiga tem um gosto delicioso e, se colocarmos um pouco de azeite, ela não queima.

É sempre melhor respeitar o alimento e seu gosto, preparando-o em fogo médio e deixando dourar com pouca gordura em vez de fritá-lo.

Para preparar pratos saborosos e variados, você vai precisar dispor de algum tempo. E isso é especialmente verdade para quem quer priorizar alimentos frescos ou minimamente processados. Legumes e frutas tomam tempo para higienizar, descascar e picar. Aqui vão duas dicas para tornar isso menos demorado:

1. Compre legumes e frutas já lavados e cortados. Eles são mais caros, mas, muitas vezes, quando já estão picadinhos e prontos para o consumo, acabamos comendo mais e não deixando estragar no fundo da geladeira. Portanto, comprar a versão pronta pode até ser visto como investimento.

2. **Assim que chegar do mercado, reserve uma hora para preparar os alimentos da semana e guarde-os na geladeira já lavados e cortados.** Assim, quando chegar a hora de cozinhar, você ganha tempo.

Comece devagar, com o que sabe fazer, e acrescente uma novidade quando tiver vontade. Não hesite em temperar os alimentos com ervas frescas e especiarias. Use a sua criatividade e descubra novos sabores.

FAÇA BOAS COMPRAS E SE ORGANIZE

Em geral, você pode encontrar tudo o que precisa para a semana no supermercado, mas privilegie as feiras livres sempre que puder. Além de ser mais barato, é bastante agradável conversar com os vendedores e clientes e receber dicas para ajudá-lo a escolher alimentos e até receitas.

Se você trabalha muito e não tem tempo durante a semana, procure uma feira próxima da sua casa no fim de semana. Talvez seja um pouco mais cara, mas também pode acabar se transformando num passeio gostoso.

Vale a pena fazer compras toda semana para ter alimentos frescos e, desse jeito, melhorar a qualidade alimentar.

Leve em conta as seguintes dicas na hora de ir ao mercado:

- **Se possível, faça um cardápio antes.** Ao planejar o cardápio e verificar todos os produtos que tem em casa, você ficará mais consciente dos alimentos que precisa comprar.

- **Faça uma lista do que precisa comprar e leve-a com você.** Com o cardápio planejado, você vai conseguir fazer uma lista para não esquecer nada. Assim, não se deixará influenciar pela propaganda e não fará compras por impulso; acabará economizando.

- **Não vá ao supermercado com fome.** Isso vai fazer com que escolha produtos desnecessários e perca o foco do que realmente precisa comprar.

- **Varie!** Tente não comprar sempre as mesmas coisas quando for ao supermercado. Quando tiver algum tempo, vá às feiras e procure alimentos frescos. Divirta-se escolhendo novos alimentos.

- **Compre alimentos da época e dos locais onde vive.** Eles são mais frescos e também mais econômicos.

- **Dê preferência a alimentos verdadeiros (*in natura*)** em vez de alimentos processados ou pré-cozidos.

- **Cuidado com as promoções.** Avalie bem os preços dos itens porque nem sempre compensa comprar algo em promoção. Na maioria das vezes, esses produtos estão perto do fim do prazo de validade.

- **Compre os alimentos refrigerados por último,** para diminuir o tempo que ficarão fora da geladeira.

- **Procure fazer da sua ida às compras uma tarefa agradável e interessante,** algo que possa fazer com as crianças. Ensine-as a ajudar você.

A lista de compras

Fazer uma lista de compras ajuda você a se concentrar no essencial e a não se perder em escolhas que resultam de propaganda ou promoções nem sempre vantajosas. Com tudo anotado, você não corre o risco de esquecer de comprar os ingredientes necessários e ficar sem o que preparar para o jantar.

Tente se manter fiel à sua lista. Evite comprar por impulso produtos que ficam atraentes por causa da publicidade.

Na sua lista de compras, inclua o máximo possível de alimentos verdadeiros de todos os grupos alimentares. Priorize alimentos mais frescos e *in natura* – aqueles que ficam na seção de frutas e verduras ou nas partes refrigeradas (carnes, peixes e laticínios) –, mas não esqueça os produtos que podem ser guardados na despensa, como molho de tomate, atum, ervilha, milho, etc. Se você estiver indo à feira, isso fica ainda mais fácil.

Veja na tabela abaixo alguns exemplos do que incluir na sua lista:

ALIMENTOS VERDADEIROS OU POUCO PROCESSADOS DE CADA GRUPO ALIMENTAR

ENERGÉTICOS	CONSTRUTORES	REGULADORES
Carboidrato: macarrão e massas em geral, arroz, batata, cuscuz marroquino, pão, tapioca, batata-doce, mandioquinha, mandioca, farinhas (de trigo, de milho, de mandioca, etc.) **Gordura:** azeite, manteiga	**Ovos** **Carne:** bovina, suína, de frango, de cordeiro, de peru **Peixe:** salmão, atum, linguado, robalo, Saint Peter, bacalhau, dourado, pescada, merluza, cação, badejo, frutos do mar **Laticínios:** queijo, leite, iogurte natural **Leguminosas (também reguladoras):** feijão, lentilha, grão-de-bico, ervilha, favas	**Legumes:** tomate, pepino, beterraba, berinjela, abobrinha, brócolis, cenoura, abóbora, couve-flor, alho-poró, espinafre, chuchu, pepino, cebola, rabanete, couve-de-bruxelas, alface... **Ervas:** salsinha, manjericão, tomilho, sálvia, louro... **Frutas:** laranja, uva, papaia, manga, maçã, amora, pêssego, melão, banana, melancia, damasco, ameixa, cereja, caqui, jabuticaba, morango, kiwi...

Planejando a semana

Além de providenciar a compra da comida, criar rotinas semanais também é uma boa ideia para facilitar sua vida. O importante é se organizar para ter refeições caseiras práticas e gostosas à mão e não cair na tentação de pedir comida ou comer na rua. As minhas dicas de planejamento seguem abaixo.

- **Antes de ir ao mercado,** faça um cardápio com os pratos da semana. No próximo capítulo você pode ver alguns exemplos.

- **Depois das compras,** lave, corte e descasque os legumes e as frutas; ou compre pacotes de legumes *já* lavados e prontos. Lembre-se: é melhor pagar um pouco mais e consumir do que deixar estragar na geladeira.

- **Cozinhe com antecedência ou em maior quantidade,** para durar até a próxima refeição: batatas com a casca, arroz, feijão, macarrão, carnes, como frango assado, lombo de porco, filé-mignon. As carnes podem ser servidas após dois ou três dias frias, com mostarda, aquecidas ou incorporadas a novos pratos.

- **Tenha sempre na geladeira:** folhas, frutas, ervas e vegetais prontos e lavados. Dessa forma, fica mais fácil preparar uma comidinha rápida quando bate aquela fome.

- **Tenha na manga algumas receitas** que você consiga preparar em 15 minutos para o dia em que não tiver tempo de cozinhar.

COMO SE ORGANIZAR PARA COZINHAR

1. **Faça um planejamento:** prepare-se com antecedência fazendo um cardápio ou anotando os pratos da semana.
2. **Faça uma lista de compras.**
3. **Dê uma geral nos armários:** evite armazenar produtos de baixa qualidade nutricional ou ultraprocessados. Se tiver vontade, compre um desses produtos, mas não armazene em grandes quantidades.

4. Tenha sempre ingredientes básicos em casa: procure manter uma base de qualidade com algumas opções do seu gosto para fazer um jantar rápido num dia em que não houver muitas coisas em casa. Por exemplo, tenha na despensa latas de atum, molho de tomate, leite de coco, grão-de-bico, milho, etc.

5. Faça suas compras em dois tempos: uma vez por mês compre alimentos como arroz, feijão, açúcar, farinha, etc., anotando numa lista assim que acabar o penúltimo pacote (aos poucos, você vai ver que sempre precisa das mesmas coisas). Uma vez por semana compre os produtos frescos – legumes, frutas, carnes, ovos, leite, iogurte, manteiga. (Moro ao lado de um supermercado. Sempre que preciso de alguma coisa dou um pulo lá e aproveito para ver outras coisas, que podem despertar a criatividade.)

6. Cozinhe sempre um pouco a mais para deixar comida pronta para a próxima refeição. Se sobrar muito, congele.

7. Lave a louça na hora, não deixe para depois, porque encontrar uma bagunça grande depois da refeição pode desmotivar a volta à cozinha e sobrecarregar você.

O QUE FAZER COM AS SOBRAS

Transformar as sobras do jantar do dia anterior em novos pratos é uma forma de otimizar o tempo e os recursos. Grãos, vegetais, massas e até carnes podem ser reaproveitados de maneira muito simples e rápida – basta ter criatividade e um punhado de ingredientes na despensa.

Aqui vão algumas sugestões que já testei e fazem sucesso na minha casa:

Arroz

Refogue cebola picada em um pouco de azeite. Acrescente tomates cortados em cubos e deixe em fogo baixo por cerca de 10 minutos. Junte alho picado, refogue mais um pouco, acrescente o arroz e misture bem. Tomilho fresco pode realçar ainda mais o sabor desse prato. Substituir o tomate por cenoura e/ou abobrinha ralada também funciona muito bem.

Batatas cozidas
Descasque as batatas e corte-as em pedaços. Numa frigideira, coloque um pouco de azeite e manteiga. Junte a batata e deixe refogar devagar até dourar. Se desejar, adicione alho e salsinha picados no final. Você também pode usar a batata cozida com a casca, se quiser.

Macarrão
Coloque a massa numa assadeira com pedaços de manteiga e queijo ralado por cima. Leve ao forno moderado para assar até pegar uma cor. As crianças costumam gostar desse macarrão gratinado.

Esta receita também vai bem com sobras de arroz.

Legumes
Refogue com azeite, cebola e temperos (frescos ou secos) ou faça uma sopa.

Carnes
Corte em pedaços pequenos e refogue com azeite e cebola picada, começando com a cebola antes de adicionar a carne. Se tiver óleo de gergelim, use-o. Ele dá um gosto parecido ao do yakissoba japonês. Depois, acrescente o que tiver de legumes descascados e em pedaços (cenoura, abobrinha, cogumelos, berinjela, acelga, cheiro-verde).

Cozinhe um pouco de macarrão comum ou japonês. Numa frigideira quente, coloque azeite e um pouco de óleo de gergelim e refogue devagar o macarrão já cozido. Coloque a carne com os legumes na frigideira do macarrão e acrescente molho de soja, se quiser. Essa sempre foi uma boa forma de comermos as sobras em casa com prazer. Se você e sua família gostarem, aproveitem a ocasião para comer este prato com os hashis (palitinhos japoneses).

COMER FORA É MAIS DIFÍCIL

Quem passa a maior parte do dia fora de casa tem um grande desafio. Na rua, a tentação é grande, pois os produtos embalados são práticos e gostosos. Mas é melhor não depender deles. Prefira comer em lugares que sirvam comida feita na hora.

Sei que a vida é corrida, mas vale a pena comer devagar para você perceber quando está satisfeito. E, quando isso acontece antes que a comida do prato acabe, não é preciso comer tudo. Escute seu corpo. Não é porque está pagando um preço fixo numa churrascaria que você tem que se entupir de comida. Da mesma maneira, não precisa raspar o prato. Você pode pedir para levar para casa. Dessa forma você não exagera no momento e se delicia no dia seguinte com as sobras. Pense nisso.

Se estiver acompanhado, aproveite o momento com os amigos, converse, saboreie a comida. Não existe nenhum alimento ruim. O que existe são alimentos mais interessantes do que outros.

Recomendo também que leve na bolsa ou mochila o que chamo de kit "socorro", com nozes e castanhas, frutas secas, uma fruta ou um iogurte. Assim, quando estiver com fome, você não fica refém da oferta pouco interessante do lugar em que se encontra.

Lembre-se: você é o dono da sua fome e pode se planejar para ter um meio ambiente de maior qualidade nutricional, com uma boa variedade de alimentos saborosos e que agradam o seu paladar.

15 CARDÁPIOS SIMPLES E GOSTOSOS

Para facilitar o seu planejamento, elaborei 15 refeições variadas que priorizam os alimentos verdadeiros. Todas incluem entrada e prato principal e a maioria também vem com sugestão de sobremesa. Os cardápios servem para o almoço ou para o jantar, mas se você geralmente almoça fora de casa, como eu, aproveite essas sugestões para desfrutar um jantar gostoso com sua família ou amigos e, assim, criar o hábito de se reunir à mesa para uma boa refeição.

Não precisa seguir ao pé da letra as receitas nem fazer tudo o que é sugerido. Sempre se pergunte, após o prato principal, se está satisfeito ou não. Uma sobremesa pode deixar você mais satisfeito. Mas, se não estiver com fome, um quadradinho de chocolate, por exemplo, pode satisfazer a vontade de doce. Deixe derreter lentamente na boca para saborear melhor e ficar satisfeito com menos.

A bebida mais adequada para qualquer refeição é água, seja natural ou com gás. Todo mundo pode se hidratar durante a refeição. Com água, você vai saborear plenamente os alimentos sem a interferência do gosto do refrigerante ou do suco. Claro que os adultos podem acompanhar a refeição com uma taça de vinho (a minha preferência) ou uma cerveja. Eu não costumo beber vinho no almoço durante a semana e deixo esse prazer de uma tacinha para o jantar e os fins de semana. A palavra-chave é moderação.

Ao montar uma refeição, é importante se lembrar de variar. Uma entrada com salada ou uma sopa pode ser a solução para consumir primeiro as verduras e os legumes. Caso opte por comer sobremesa, uma dica é explorar as frutas da estação, que podem ser consumidas frescas e cortadas ou cozidas.

Aqui vão algumas sugestões, mas fique à vontade para personalizar o cardápio. Inclua uma receita de família, troque uma entrada por outra, explore as demais receitas no final do livro e fique à vontade para adicionar uma sobremesa de sua escolha se ainda estiver com fome ou com vontade. Os cardápios são simples de propósito. Os pratos cujas receitas você encontra no livro estão grifados, com o número da página da receita ao lado, entre parênteses. Para o restante das sugestões de prato, não é necessária receita.

Portanto, fique à vontade e faça o que sabe fazer. Simplifique sua vida.

Quanto mais você se interessar, mais fácil vai ficar. Cozinhar é como andar de bicicleta: nunca mais esquecemos.

Cardápio 1
- Salada de alface com tomates e pepinos
- *Moqueca express* com arroz (p. 218)
- Banana amassada com nibs de cacau

Cardápio 2
- *Gaspacho* (p. 213)
- *Filé-mignon com risoto de alho-poró* (p: 184)

Cardápio 3
- *Sopa de abóbora* (p. 214)
- Presunto (cozido ou cru; compre de qualidade)
- Batata cozida com a casca (na água fervente com sal até ficar mole ao se verificar com uma faca), com manteiga ou azeite e salpicada com ervas frescas, se tiver
- 1 iogurte natural com 1 colher de açúcar mascavo/ mel / geleia e/ou frutas

Cardápio 4
- Pepino com iogurte, sal e alho
- *Filé-mignon suíno com cebola e tomate* com arroz (p. 191)
- Abacaxi com raspas de limão

Cardápio 5
- *Salada de cenoura com maçã ou passas* (p. 206)
- *Macarrão ao sugo com manjericão e presunto cru* (p. 186)

Cardápio 6
- *Ceviche express* (p. 219)
- Salada de alface, tomates e grão-de-bico
- Banana quente na frigideira com um pouco de manteiga, açúcar e canela

Cardápio 7
- Repolho branco ralado com azeite e limão, salsinha e tomate picado
- *Risoto rápido de camarão ao alho e óleo* (p. 197)
- Maçã inteira com canela assada no forno durante 1 hora

Cardápio 8
- *Tabule de cuscuz marroquino* (p. 207)
- *Oeuf cocotte com champignon* (p. 231)

Cardápio 9
- *Salada refrescante de abobrinha com ricota e hortelã* (p. 209)
- Salada de coração de alcachofra com palmito, ovos cozidos e tomates
- Creme de papaia: ½ papaia sem sementes e sem casca e 1 colher de sopa de sorvete de creme batido no liquidificador

Cardápio 10
- Pepinos em rodelas ao vinagrete
- *Salmão com cuscuz marroquino e legumes* (p. 190)
- Morangos frescos com iogurte e açúcar

Cardápio 11
- *Babaganush express com pão sírio* (p. 203)

- Omelete com ervas finas, pimentão vermelho refogado e salada de folhas verdes
- 1 pera descascada com chocolate derretido

Cardápio 12
- *Salada de tomate com muçarela e manjericão* (p. 178)
- *Frango ao curry com leite de coco e arroz* (p. 185)

Cardápio 13
- Salada de abacate com tomate e milho ao vinagrete
- *Bisteca de porco com champignon* (p. 223)
- Espaguete
- Manga

Cardápio 14
- *Salada de beterraba* (p. 208)
- *Filé de peixe com abobrinha gratinada e batatinhas* (p. 188)

Cardápio 15
- Tomates, salsinha e cebola roxa picada com azeite, vinagre e mostarda
- *Batata gratinada tipo gratin dauphinois* (p. 232)
- Hambúrguer de carne moída
- Salada de frutas

PASSO A PASSO DE UMA REFEIÇÃO RÁPIDA, CHIQUE E GOSTOSA PARA TODA A FAMÍLIA

Que tal celebrar uma data especial ou um dia bonito qualquer com um delicioso almoço ou jantar em família? Comece pelo cardápio.

CARDÁPIO
- Salada de tomate com muçarela e manjericão
- Filé de salmão com purê de batatas
- Sorvete de creme com chocolate

E agora, às compras! Tem uma feira perto de você? Ótimo. Pegue seus filhos e vá passear. Levar as crianças à feira é muito bom. Elas vão descobrir legumes e frutas diferentes, vão ficar interessadas e se divertir. Dois itens deste cardápio talvez você não encontre na feira: sorvete e chocolate. Mas poderá encontrá-los no supermercado. Aliás, você pode comprar tudo no supermercado e a sua refeição também vai ficar muito boa.

Não esqueça a lista de compras.

LISTA DE COMPRAS
- Tomates (1 por pessoa, em geral, mas depende do tamanho do tomate e do apetite dos convidados)
- Muçarela (de preferência, de búfala e fresca)
- Manjericão fresco (essa erva fresca é deliciosa, pois exala aromas muito bons)
- Batatas (2 a 3 por pessoa, dependendo do tamanho – melhor mais do que menos)
- Filé de salmão (prefira com a pele; peça ao vendedor que corte em porções individuais para facilitar o preparo, 150 gramas por pessoa)
- Sorvete de creme
- Chocolate meio amargo
- Sal, azeite, alho, cebola, leite e manteiga (se não tiver em casa, coloque na lista)

Agora que chegou em casa, é hora de colocar a mão na massa. Todos esses pratos são rápidos de preparar e as crianças podem ajudar a fazê-los.

SALADA DE TOMATE COM MUÇARELA E MANJERICÃO

Ingredientes
- 1 tomate por pessoa
- 1 bolinha de muçarela por pessoa (2 quando pequenas)
- 1 punhado de manjericão
- 1 colher (sopa) de azeite
- sal a gosto

Preparo
- Corte os tomates e a muçarela em rodelas.
- Lave o manjericão e seque com papel toalha.
- Se tiver crianças em casa, chame-as para montar o prato. Elas serão os artistas! Intercale rodelas de tomate e de muçarela, salpique o sal e as folhas de manjericão inteiras ou cortadas.
- Por último, regue com o azeite. Agora, é só comer.

FILÉ DE SALMÃO

Ingredientes
- 150g de salmão
- ½ colher (sopa) de azeite
- sal a gosto

Preparo
- Despeje o azeite numa frigideira e aqueça levemente.
- Coloque o salmão e deixe cozinhar em fogo baixo, com o lado da pele para baixo, por 10 a 15 minutos, dependendo do seu gosto.

- Arrume o salmão numa travessa com o purê de batatas.
- Finalize com uma pitada de sal.

PURÊ DE BATATAS

Ingredientes
- 2 batatas médias por pessoa
- 10g a 20g de manteiga por pessoa
- 50ml de leite por pessoa
- sal a gosto
- cheiro-verde para decorar

Preparo
- Coloque água com sal numa panela grande para ferver.
- Descasque e corte as batatas em pedaços. Em seguida, cozinhe na água quente. Para saber se está cozida, espete a batata com uma faca.
- Tire da água e amasse a batata com um garfo ou com o espremedor. Coloque de volta numa panela e adicione a manteiga, o leite e o sal. Misture bem.
- Cozinhe por alguns minutos e desligue. Na hora de servir, aqueça no micro-ondas e decore com cheiro-verde.

Dica: Deixe as crianças experimentarem o descascador de legumes. Fique do lado e saboreie a felicidade dos pequenos enquanto descascam as batatas! Para dar um gosto a mais no purê, coloco na água do cozimento da batata um dente de alho descascado e uma cebola pequena descascada com um cravo espetado nela. Quando a batata fica mole, escorro a água e tiro o alho e a cebola com o cravo.

SORVETE COM CALDA DE CHOCOLATE

Ingredientes
- 1 pote de sorvete de creme
- 1 a 2 quadrados de chocolate meio amargo por pessoa

Preparo
- Coloque os quadrados de chocolate em uma panela com um pouco de água e aqueça em fogo baixo. Quando o chocolate começar a ficar mole, tire do fogo e misture bem até ficar uma calda bonita. Se preferir, aqueça por 15 a 20 segundos no micro-ondas.
- Coloque uma ou duas bolas de sorvete em cada tigela com o chocolate quente por cima.

Dica: Use a sua criatividade e coloque um pedaço de pera ou de banana cortado em fatias. Essa é a beleza de cozinhar: criar, inventar.

Na hora de montar a mesa, convoque todas as pessoas da casa. Use talheres, toalha de mesa, pratos e copos que você ou as crianças achem bonitos. Caprichem na apresentação, levem os pratos à mesa juntos e aproveitem essa saborosa refeição em família. *Bon appétit!*

CAPÍTULO 2

RECEITAS SIMPLES E GOSTOSAS

Neste capítulo, quero oferecer ferramentas para que você coloque em prática as dicas que destaquei no início do livro: diga não às dietas, coma mais alimentos verdadeiros e cozinhe!

Como eu já disse, cozinhar faz parte do meu estilo de vida, então pratico bastante diariamente. Não encaro como uma tarefa desagradável, mas como uma higiene de vida, da mesma maneira que escovar os dentes e tomar banho são tarefas importantes do cotidiano. Claro que não me alimento só do que cozinho, mas priorizo a comida caseira e, por isso, me organizo o máximo possível para ter a oportunidade de me alimentar em casa.

O que eu compartilho aqui com você são as minhas receitas do dia a dia – as que colecionei ao longo da vida, que ensinei para meus filhos e que hoje vejo eles mesmos fazendo, conseguindo resultados melhores do que eu mesma! É muito legal observar que se tornaram especialistas em alguns pratos. Além das minhas receitas de família, mandei um e-mail para parentes e amigos do mundo todo pedindo receitas fáceis, rápidas e gostosas que eles costumam fazer no dia a dia e que agradam. Recebi várias contribuições maravilhosas, que tenho a felicidade de compartilhar aqui com você. Descrevo todas elas com carinho e praticidade, como também fizeram os meus filhos e amigos. São realmente as receitas que usamos no nosso dia a dia.

Além dos pratos sugeridos pelo meu círculo mais íntimo, incluí 10 receitas da querida nutricionista portuguesa Maria Novais da Fonseca, que fez estágio comigo. Gostei do seu ponto de vista muito jovem sobre a culinária e da forma graciosa como ela apresentou os pratos.

Algumas receitas foram cedidas por chefs e cozinheiros franceses e brasileiros – sempre com a orientação de que fossem receitas caseiras e simples de fazer. E gostosas, claro!

Ninguém precisa se tornar um profissional para fazer comidas saborosas. Basta se lembrar de que cozinhar é uma arte e que cada um tem seu jeito. Espero que estas receitas despertem ou renovem seu interesse pela gastronomia. Acredite: quando começamos, nunca mais paramos.

MINHA RECEITA FAVORITA

IOGURTE NATURAL DO PIERRE — Rende 8 porções

É minha receita favorita, porque é deliciosa e muito fácil de preparar. Meu querido marido Pierre está craque em fazer e agora temos o hábito de colocar na mesa do café da manhã. Esta receita é muito boa para fazer com crianças. Elas gostam muito de observar a transformação do leite líquido em iogurte firme. Com o iogurte é possível preparar sobremesas deliciosas, basta misturá-lo com frutas cortadas ou um pouco de geleia de frutas. É sempre melhor do que comprar o iogurte com frutas já preparado, que tende a ser supercarregado de açúcares e outros ingredientes, como xarope de açúcar, amido modificado, espessantes, goma xantana, etc. Use também à vontade para comer com cereais no café da manhã ou no lanche.

Você vai ver que uso bastante iogurte natural nas minhas receitas. Se não quiser fazer, compre pronto; só tome o cuidado de comprar iogurte natural. São várias as marcas que vendem um iogurte natural bom. Os ingredientes são apenas leite (pode ser em pó) e fermentos lácteos. Não recomendo os iogurtes que têm mais ingredientes. O iogurte é um alimento muito interessante porque é vivo! Os fermentos lácteos são na verdade bactérias lácteas termófilas ou probióticas e transformam o açúcar do leite, a lactose, em ácido láctico.

Ingredientes
- 1 litro de leite integral, semidesnatado ou desnatado, pasteurizado ou UHT (prefiro o integral pasteurizado porque acho o gosto bem melhor)
- 1 copo de iogurte natural (à base de leite com fermentos lácteos)

Preparo
- Aqueça o leite até quase ferver. Reserve por 15 a 20 minutos até ficar morno. Enquanto isso, aqueça o forno em fogo mínimo. Deixe-o esquentar bem e desligue. Quando o leite estiver morno, junte o iogurte natural e misture.
- Coloque a mistura em potes separados ou em uma tigela grande. Cubra com filme de PVC e leve ao forno (já desligado). Deixe descansar por 5 a 8 horas até ficar firme. Conserve na geladeira.

Dica: Atenção à temperatura do leite. A transformação pelos fermentos funciona bem quando o leite está morno (40° a 50°C). Quente demais, pode matar o fermento; frio demais, não se desenvolve tão bem. Não se preocupe se o forno parecer muito quente no início. Uma vez desligado, o calor não será suficiente para esquentar demais o leite. Depois de duas a três horas, quando o forno já estiver frio, pode aquecer mais uma vez, tirando o iogurte antes. Se preferir, compre uma iogurteira para simplificar o processo. Para obter um iogurte mais firme, coloque 2 colheres de leite em pó em seu preparo. Vale a pena investir num leite de qualidade para ficar ainda mais gostoso. Prefiro comprar leite fresco – aquele que vem em garrafa de vidro ou saquinho. O sabor é outro.

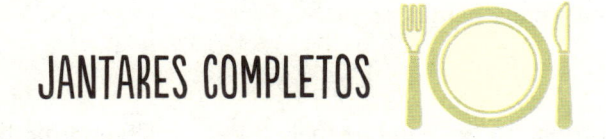

JANTARES COMPLETOS

Eu sei que é mais comum encontrar, antes do jantar, as entradas, saladas e pastinhas, mas, como o que eu mais escuto é "O que vou fazer para o jantar?", quero apresentar estas 18 receitas logo no começo. Elas são bem variadas, saborosas e simples de fazer. Espero que sirvam de inspiração!

FILÉ-MIGNON COM RISOTO DE ALHO-PORÓ Rende 2 a 3 porções

A combinação de risoto de alho-poró e filé-mignon faz muito sucesso! Embora seja uma carne mais cara, o filé-mignon é muito saboroso e pode ser rapidamente grelhado na chapa com um pouco de sal. O ponto da carne fica a seu critério.

Filé-mignon

Ingredientes
- 2 a 5 medalhões de filé-mignon, de 100g a 150g cada
- sal e pimenta-do-reino a gosto
- óleo

Preparo
- Tempere os filés com sal e pimenta-do-reino.
- Em seguida, grelhe na chapa (ou na frigideira) com pouco óleo, virando duas ou três vezes até atingir o ponto desejado. Sirva com o risoto.

Risoto

Ingredientes
- 1 alho-poró
- ½ colher (sopa) de azeite
- 1 xícara de arroz tipo risoto (ou arroz integral)
- 1 copo de vinho branco seco
- 250ml de água (ou caldo de legumes)
- sal a gosto
- salsinha picada para decorar

Preparo
- Descarte as partes escuras mais duras do alho-poró e lave bem. Corte bem fino, coloque numa frigideira com o azeite e refogue em fogo médio até começar a ficar um pouco transparente.
- Acrescente o arroz e refogue até ficar com um aspecto brilhante.
- Se desejar, coloque o vinho branco seco (ele dá um gosto maravilhoso ao prato). Caso contrário, coloque água (ou caldo de legumes). Quando

o líquido secar, coloque mais ½ copo de água e sal. Misture e não deixe secar completamente, vá acrescentando o líquido até o arroz ficar cozido (eu gosto um pouco al dente).
- Decore o arroz com salsinha picada ou acrescente outros legumes se tiver sobras na geladeira, por exemplo, tomate em pedaços bem pequenos ou champignons (nesse caso, antes de acrescentar ao risoto, refogue-os com azeite e tomilho).

Dica: Se tiver tempo, faça seu próprio caldo de legumes e use-o no lugar da água; fica mais nutritivo e saboroso. Veja a receita de Caldo de legumes express na página 213.

FRANGO AO CURRY COM LEITE DE COCO E ARROZ
Rende 2 a 3 porções

Faço bastante esta versão simples de frango ao curry. O curry, ou pó de caril, é um tempero indiano feito geralmente com pó de açafrão-da-terra, cardamomo, coentro, gengibre, cominho, casca de noz-moscada, cravo, pimenta e canela. Algumas variedades têm até 70 ingredientes diferentes. Quanto ao leite de coco, uso bastante na minha cozinha e acho que combina bem com o curry.

Frango ao curry com leite de coco

Ingredientes
- 3 filés de frango ou sobrecoxas sem osso
- ½ colher (sopa) de azeite
- 2 cebolas picadas
- 2 dentes de alho picados
- 2 colheres (café) de curry
- 1 vidro de leite de coco

Preparo
- Corte o filé de frango ou a sobrecoxa em pedaços de 2cm a 3cm.
- Coloque o azeite na frigideira e adicione o frango. Refogue por alguns minutos até que a carne fique dourada.

- Junte a cebola, o alho e o curry. Misture e deixe cozinhar um pouco, mexendo sempre para não queimar.
- Acrescente o leite de coco e deixe cozinhar por mais um tempinho em fogo médio, até o molho engrossar um pouco, mais ou menos 15 a 20 minutos. Se secar demais, coloque um pouquinho de água.

Dica: Se tiver tomates sobrando, corte-os em pedacinhos e acrescente ao frango.

Arroz

Ingredientes
- 2 xícaras de arroz
- 2 dentes de alho amassados
- sal a gosto
- 1 colher (sopa) de óleo
- água quente

Preparo
- Coloque o óleo numa panela média e refogue o alho com o sal.
- Acrescente o arroz e frite bem.
- Despeje a água quente e cozinhe em fogo brando até ficar sequinho. Se precisar, acrescente um pouco mais de água. Esta é a receita mais clássica aqui no Brasil.

Dica: Há várias maneiras de se fazer arroz. Você pode seguir a receita da embalagem ou ainda usar uma panela elétrica (1½ copo de água para 1 copo de arroz). Eu faço assim: coloco uma boa quantidade de água com sal para ferver. O bom de preparar o arroz dessa forma é que não precisa ficar medindo. Quando a água ferve, acrescento o arroz (1 copo para 2 pessoas), deixo cozinhar até ficar mole e passo no escorredor ou na peneira. Pronto!

MACARRÃO AO SUGO COM MANJERICÃO E PRESUNTO CRU

Rende 3 porções
Esta receita é de inspiração italiana e muito fácil de preparar.

Ingredientes

- 300g de macarrão
- 5 a 6 tomates
- 2 dentes de alho amassados
- 1 punhado de folhas de manjericão
- sal a gosto
- azeite para regar
- 100g de queijo parmesão ralado
- 100g de presunto cru tipo Parma ou Ibérico

Preparo

- Leve ao fogo uma panela grande com água e sal e deixe ferver.
- Enquanto isso, prepare o molho. Corte os tomates em pedaços pequenos. Coloque-os numa panela com tampa e leve ao fogo médio. Deixe cozinhar por cerca de 10 minutos no próprio sugo, mexendo de vez em quando.
- Acrescente o alho e o sal. Deixe ferver por mais alguns minutos e desligue. Agora, acrescente o manjericão. Está pronto!
- Quando a água ferver, coloque o macarrão e respeite o tempo de cozimento indicado na embalagem. Quando estiver cozido, escorra e coloque numa tigela que possa ir à mesa.
- Misture o molho e junte as fatias de presunto cru. Se desejar, regue com azeite e salpique com o queijo parmesão ralado.

Dica: Use a massa de sua preferência. As fatias de presunto cru são para comer com o macarrão e o molho. Sempre capriche na qualidade. Prove primeiro o presunto e compre o menos salgado e mais gostoso.

FRITADA DE ESPINAFRE DA HELOISA BACELLAR   Rende 3 porções

A fritada ou *frittata*, uma receita de origem italiana, é basicamente uma omelete feita no forno. Esta receita foi cedida pela chef do delicioso restaurante Lá da Venda, que fica no bairro de Vila Madalena, em São Paulo, especialmente para a edição francesa do livro.

Ingredientes

- 1 maço grande de espinafre ou 400g de folhas congeladas

- 1 cebola pequena cortada em cubinhos
- 1 dente de alho picadinho
- 6 ovos
- ¼ de xícara de creme de leite fresco
- 1 xícara de queijo gruyère ralado grosso
- 1 xícara de um mix de folhas de manjericão, salsinha, hortelã e cebolinha
- ¼ de xícara de queijo parmesão ralado
- azeite de oliva, sal e pimenta-do-reino
- manteiga para untar

Preparo
- Aqueça o forno a 180°C (médio) e unte um refratário médio com manteiga.
- Separe, lave e seque as folhas e os talos mais finos do espinafre.
- Aqueça um fio de azeite numa frigideira grande e doure ligeiramente a cebola.
- Junte o alho, espere perfumar, acrescente o espinafre, 1 pitada de sal e mantenha em fogo alto por uns 5 minutos, até que as folhas estejam macias e o líquido evapore.
- Misture os ovos com o creme de leite, o gruyère e as ervas numa tigela grande, junte o espinafre, acerte o sal e a pimenta e despeje no refratário.
- Polvilhe com o parmesão e asse por uns 20 minutos, até a fritada crescer, dourar e se soltar das bordas.
- Sirva quente, morna ou até mesmo fria.

Dica: Você pode substituir o espinafre por outros legumes cozidos, cogumelos, pedaços de queijo ou mesmo tiras de carne. Apenas tome cuidado para que todo o líquido dos ingredientes se evapore antes de introduzir os ovos, caso contrário a omelete não crescerá no forno! Esta receita é muito útil para aproveitar as sobras que estão na geladeira.

FILÉ DE PEIXE COM ABOBRINHA GRATINADA E BATATINHAS
Rende 2 a 3 porções

A abobrinha gratinada é um acompanhamento de peixe bem comum na França, onde a chamamos de *gratin de courgettes*. Combina muito bem com peixe ou carnes grelhadas e o queijo derretido em cima incentiva as crianças a comerem.

Filé de peixe

Ingredientes
- 3 filés de pescada ou Saint Peter
- 2 colheres (sopa) de farinha de trigo para empanar
- manteiga e azeite
- sal a gosto
- limão

Preparo
- Tempere os filés de peixe com sal a gosto.
- Coloque a farinha de trigo num prato e passe os filés nela (não é necessário envolver demais o peixe na farinha).
- Coloque um pouco de manteiga e azeite numa frigideira antiaderente e leve-a ao fogo médio. Coloque os filés, deixe-os pegar uma corzinha e vire. Pronto! Sirva em seguida com limão.

Abobrinha gratinada

Ingredientes
- 3 abobrinhas médias
- 3 colheres (sopa) de creme de leite
- 2 dentes de alho pequenos amassados
- sal a gosto
- 200g de queijo parmesão ralado

Preparo
- Numa panela média, ferva ½ litro de água com sal.
- Lave e descasque as abobrinhas (se a casca estiver bonita, tire apenas as partes estragadas). Corte-as em rodelas finas, coloque na água fervente e deixe cozinhar por 20 minutos ou até ficarem bem moles.
- Escorra bem a água e amasse a abobrinha.

- Coloque a abobrinha amassada numa fôrma refratária e acrescente o creme de leite, o alho amassado e o sal. Salpique com o queijo parmesão.
- Preaqueça o forno e leve para gratinar por cerca de 20 a 25 minutos.

Batatinhas

Ingredientes
- 4 a 5 batatas bolinhas por pessoa
- sal

Preparo
- Numa panela média, ferva 1 litro de água com sal. Coloque as batatas na água fervente durante 15 a 20 minutos até ficarem moles. Depois, tire-as da água e é só comê-las quentinhas.

Dica: Costumamos comer as batatas sem descascá-las, mas, se desejar, pode descascar tanto antes quanto depois de cozidas. Você também pode dar uma douradinha nelas na frigideira com manteiga e azeite em fogo médio. Para acelerar o processo, eu as corto ao meio. Coloque salsinha, alecrim ou tomilho e alho.

SALMÃO COM CUSCUZ MARROQUINO E LEGUMES
Rende 3 porções

Ingredientes
- 500g de salmão ou 3 postas
- 2 colheres (sopa) de azeite
- sal a gosto
- 1 copo de cuscuz marroquino
- 1 copo de água
- 1 abobrinha cortada em cubos pequenos
- 1 chuchu cortado em cubos pequenos
- 1 cenoura cortada em cubos pequenos
- 1 cebola média picada
- ½ colher (chá) de cominho

- ½ colher (chá) de cúrcuma
- ½ colher (chá) de gengibre ralado
- ½ colher (chá) de curry

Preparo
- Numa frigideira ou panela tipo wok, aqueça 1 colher de sopa de azeite (sem esquentar demais) e refogue os legumes com cebola.
- Depois, salpique com o cominho, a cúrcuma, o gengibre e o curry. Cozinhe por alguns minutos, mas deixe os legumes al dente.
- Misture numa tigela o cuscuz marroquino e a água e leve ao micro-ondas por 1 minuto. Mexa e junte um pouco de azeite e sal. Pode servir misturado ou separado.
- Aqueça o restante do azeite na frigideira, coloque o salmão com a pele voltada para baixo e deixe cozinhar devagar a gosto. (Eu prefiro malpassado.)

Dica: O ideal é usar uma wok para refogar os legumes. Você pode variar a receita acrescentando outros legumes.

FILÉ-MIGNON SUÍNO COM CEBOLA E TOMATE   Rende 3 porções

Ingredientes
- 1 filé-mignon suíno (300g a 400g)
- 2 dentes de alho cortados ao meio
- 1 cebola picada
- 2 tomates picados
- 2 colheres (sopa) de azeite
- sal a gosto

Preparo
- Disponha a carne numa assadeira e, com uma faca, faça furos para colocar pedaços de alho. Assim a carne fica perfumada.
- Ao redor do filé, distribua a cebola e os tomates.
- Acrescente o azeite e o sal por cima.
- Leve para assar no forno a 200ºC por 20 a 35 minutos ou até ficar com uma cor dourada.

- Para saber se está bem assado, espete uma faca no meio da carne. Se não sangrar, está pronta.

Dica: Lembre-se de que a carne de porco precisa ser bem cozida.

MACARRÃO GRATINADO COM SALADA VERDE DO CHRISTOPHE DEPARDAY   Rende 4 porções

Christophe é um chef francês estrelado que está trabalhando entre a Suíça e São Paulo. Ele foi muito gentil por compartilhar comigo esta receita que faz quando quer agradar os filhos. A receita original pede folhas de alface-de-cordeiro, mas você pode substituir por outras folhas.

Ingredientes
Para o macarrão:
- 400g de macarrão caracol
- 250ml de leite
- 250ml de creme de leite fresco
- 50g de manteiga
- 30g de farinha
- 250g de presunto defumado com mel (ou presunto comum)
- 250g de queijo emmental ralado
- 1 cebola picada
- sal, pimenta e noz-moscada ralada a gosto

Para a salada:
- 250g ou mais de folhas de alface-de-cordeiro (ou outras folhas)
- 3 colheres (sopa) de óleo de nozes
- 1 colher (sopa) de vinagre de vinho tinto
- sal e pimenta a gosto

Preparo
- Preaqueça o forno a 180ºC.
- Em uma panela grande, leve água à fervura com um pouco de sal e cozinhe o macarrão pelo tempo indicado na embalagem.
- Enquanto isso, junte o leite e o creme de leite numa outra panela até ferver. Acrescente o sal, a pimenta e a noz-moscada ralada.

- Misture 30g de manteiga com 30g de farinha até formar uma pasta e incorpore-a à mistura do leite e do creme de leite quente, misturando ligeiramente com um fouet. Deixe cozinhar por 10 minutos, sempre misturando com vigor.
- Junte o presunto cortado em cubos e 150g do queijo emmental ralado. Misture.
- Refogue a cebola picada com os 20g de manteiga restantes e junte com o molho e também com o macarrão.
- Coloque num refratário de louça ou vidro, cubra com o resto do queijo e coloque no forno por 30 minutos.
- Para a salada, junte as folhas numa tigela com os demais ingredientes.
- Sirva a massa recém-saída do forno e aproveite o prato!

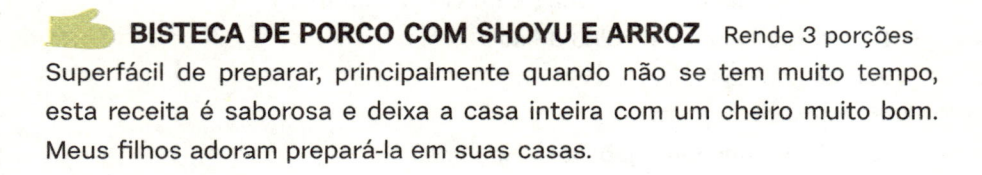

BISTECA DE PORCO COM SHOYU E ARROZ   Rende 3 porções

Superfácil de preparar, principalmente quando não se tem muito tempo, esta receita é saborosa e deixa a casa inteira com um cheiro muito bom. Meus filhos adoram prepará-la em suas casas.

Ingredientes
- 3 bistecas de porco
- 1 colher (sopa) de azeite
- sal a gosto
- 1 cebola cortada em tirinhas finas
- 1 colher (café) de shoyu

Preparo
- Prepare o arroz. Se gostar, adicione cenoura e abobrinha raladas ao arroz para dar um gostinho a mais.
- Numa frigideira, aqueça o azeite e frite a carne com uma pitada de sal. Doure dos dois lados.
- Retire da frigideira sem desligar o fogo e refogue a cebola na gordura da carne. Adicione o shoyu.
- Quando a cebola estiver bem refogada, coloque a carne de novo na frigideira para esquentá-la e para se impregnar do molho. Sirva com o arroz.

Dica: Lembre-se de que a carne de porco sempre deve ser bem cozida. Este molho de cebola também pode ser usado com filé de frango ou bife. As bistecas também podem ser feitas sem molho, mas ficam um pouco secas.

👍 OYAKODON: FRANGO COM ARROZ DO PAUL   Rende 3 porções

Paul, meu filho, aprendeu esta receita com amigos japoneses e coreanos na universidade. É deliciosa e fácil de fazer!

Ingredientes
- 2 coxas de frango lavadas e secas, cortadas em pedaços médios
- 1 cebola grande cortada em fatias finas
- óleo para refogar
- 1 colher (sopa) de mirin (vinagre de vinho de arroz)
- 2 colheres (sopa) de molho de soja
- 2 ovos grandes
- cheiro-verde a gosto
- furikake (condimento japonês) (opcional)
- 3 xícaras de arroz japonês cozido

Preparo
- Refogue a cebola no óleo até ficar transparente.
- Adicione o frango e cozinhe, mexendo sempre, até que perca a cor rosada por fora.
- Adicione o mirin e o molho de soja, e continue mexendo.
- Bata os ovos e despeje na mistura do frango.
- Pare de mexer e deixe os ovos cozinharem. Tire do fogo assim que os ovos estiverem cozidos.
- Salpique com o cheiro-verde e o furikake.
- Sirva em cima do arroz.

👍 MACARRÃO AO SALMÃO DA AUDREY E DA ALEXANDRA

Rende 3 porções

Superfácil e gostosa, esta receita raramente sobra. Aproveite para saboreá-la com as pessoas queridas! Nossa família amou este prato na primeira vez que a Audrey, minha filha, fez. Ela aprendeu com a amiga Alexandra quando foi fazer intercâmbio em Quebec, Canadá. Meus filhos preferem quando é preparado com espaguete; eu, com fusili.

Ingredientes
- 250g de macarrão
- 1 cebola picada (opcional)
- 1 alho-poró
- 400g de salmão cortado em cubos sem pele
- 2 colheres (sopa) de creme de leite
- sal a gosto
- 1 colher (sopa) de azeite
- queijo parmesão ralado a gosto

Preparo
- Coloque água para ferver com sal e azeite.
- Quando a água ferver, cozinhe o macarrão seguindo as instruções da embalagem. Coe e reserve.
- Refogue a cebola e o alho-poró no azeite.
- Adicione o salmão e mexa sem parar para não grudar no fundo.
- Quando o salmão branquear e começar a dourar, adicione o creme de leite. Continue misturando.
- Coloque o sal, adicione o macarrão ao molho e deixe esquentar um pouco.
- Retire e sirva! Fica ótimo com queijo parmesão ralado.

MACARRÃO À BOLONHESA DO VICTOR   Rende 3 porções

Adorado pelas famílias, este prato também é prático para quem mora sozinho, pois se conserva por alguns dias na geladeira e é fácil de esquentar no micro-ondas. Victor, meu filho, virou especialista nele. A ideia de acrescentar o cominho foi dele. Ficou delicioso!

Ingredientes
- 250g de espaguete
- 1 colher (sopa) de azeite

- 1 pitada de cominho em pó
- 1 cebola grande picada
- 450g de carne moída
- 600g de tomate pelado enlatado
- sal a gosto
- tomilho a gosto
- 2 folhas secas de louro
- 2 dentes de alho picados
- queijo parmesão ralado

Preparo
- Coloque água para ferver com sal e azeite.
- Quando a água ferver, cozinhe o macarrão seguindo as instruções da embalagem. Coe e reserve.
- Numa panela, aqueça o azeite, adicione o cominho e refogue a cebola por alguns minutos em fogo médio até dourar.
- Adicione a carne moída e refogue até que ela perca a cor vermelha.
- Acrescente o tomate pelado e misture bem.
- Agora, adicione os temperos: o tomilho, o louro e o alho. Acerte o sal. Deixe borbulhar por alguns minutos para o molho ficar mais consistente. Está pronto para ser servido.
- Sirva com o espaguete e salpique com o parmesão para quem desejar.

MACARRÃO AO MOLHO DE TOMATE DA EMILIE
Rende 3 porções

Quando a Emilie, minha caçula, aprendeu a fazer este molho, ela fazia quase toda noite, pois é muito fácil e supergostoso. É a sua receita de macarrão preferida. Ela adorava preparar quando suas amigas vinham dormir em casa, e todas gostavam.

Ingredientes
- 250g de espaguete ou talharim
- 3 colheres (sopa) de azeite
- 3 tomates cortados do seu jeito
- sal a gosto

- 1 dente de alho picado
- algumas folhas de manjericão
- 200g de queijo parmesão ralado

Preparo
- Leve ao fogo uma panela grande com água, sal e 2 colheres de azeite e deixe ferver.
- Quando a água ferver, cozinhe o macarrão seguindo as instruções da embalagem.
- Aqueça o azeite restante em uma panela em fogo baixo. Adicione o tomate e o sal e tampe a panela. Deixe refogar por alguns minutos misturando regularmente. Quando ferver e o tomate desmanchar, junte o alho e as folhas de manjericão.
- Sirva o macarrão com o molho e o queijo parmesão.

Dica: Sirva este prato com filé-mignon. Também fica muito bom adicionar ao molho pedaços de muçarela de búfala.

RISOTO RÁPIDO DE CAMARÃO AO ALHO E ÓLEO
Rende 3 porções

Ingredientes
- 1 copo de arroz arbóreo
- 1 colher (sopa) de azeite
- 12 a 16 camarões
- ½ dente de alho picado
- 1 cálice de vinho branco seco
- sal
- 1 colher (sopa) de manteiga (opcional)
- queijo parmesão ralado (opcional)

Preparo
- Leve ao fogo uma panela grande com bastante água e sal. Quando a água ferver, coloque o arroz. Quando estiver quase cozido, mas ainda um pouco crocante, tire-o do fogo e escorra a água.

- Numa frigideira, aqueça o azeite e refogue os camarões até ficarem rosados.
- Acrescente o alho, o arroz cozido e o vinho branco. Deixe cozinhar por 5 minutos, misture tudo e pronto! Se quiser que fique mais cremoso, coloque manteiga e queijo parmesão ralado.

ERVILHAS COM OVOS ESCALFADOS   Rende 4 porções

Esta receita é uma contribuição da Maria, a nutricionista portuguesa que fez estágio comigo. Quando ela era criança, em Portugal, a mãe costumava fazer este prato para variar da carne e do peixe. Era também uma maneira de todos comerem ervilhas, porque eles adoravam estourar a gema do ovo e misturar tudo. Segundo Maria, "um cheiro e um sabor que ficam na memória para sempre".

Ingredientes
- 2 colheres (sopa) de azeite
- 1 cebola picada
- 1 dente de alho picado
- 1 folha de louro
- 200g de bacon cortado em pedaços bem pequenos
- 200g de tomate pelado picado
- sal grosso a gosto
- 500g de ervilhas congeladas
- 4 ovos
- 1 punhado de salsinha

Preparo
- Refogue no azeite a cebola, o alho e o louro até dourar.
- Junte o bacon e deixe fritar um pouco.
- Adicione o tomate pelado e refogue mais um pouco.
- Em seguida, adicione 2 copos de água, tempere com sal e deixe ferver.
- Acrescente as ervilhas e cozinhe em fogo médio por cerca de 40 minutos, até as ervilhas começarem a ficar macias.
- No fogo baixo, acrescente os ovos, um a um. Tampe a panela deixando escalfar os ovos e apurar durante cerca de 10 minutos.

- Por fim, polvilhe com a salsinha.

Dica: Escalfar significa cozinhar em líquido quase fervendo por certo tempo, sem que o alimento cozinhe totalmente. Coloque os ovos com muito cuidado na panela e bem separados um do outro, para que não se desmanchem.

CANELONE DE PEIXE   Rende 2 a 3 porções
Contribuição da Maria.

Ingredientes
- 2 colheres (sopa) de azeite
- 50g de cebola picada
- 100g de alho-poró cortado em rodelas
- 100g de cenoura ralada
- 200g de filé de pescada
- sal e pimenta-do-reino a gosto
- sumo de 1 limão
- 30g de farinha
- ½ litro de leite
- 1 pitada de noz-moscada ralada
- 4 folhas de lasanha fresca
- ½ litro de molho branco

Preparo
- Preaqueça o forno a 200°C.
- Aqueça o azeite numa panela e refogue a cebola.
- Acrescente o alho-poró e a cenoura, refogue por mais alguns minutos, tampe a panela e deixe cozinhar em fogo brando.
- Tempere o peixe com o sal, a pimenta e o limão. Quando os legumes estiverem macios, junte o peixe à panela, tampe e cozinhe por 7 a 8 minutos.
- Desfie o peixe, adicione a farinha, mexa e junte o leite. Acerte o sal, a pimenta e a noz-moscada. Deixe engrossar, mexendo de vez em quando.

- Espalhe um pouco de molho branco numa fôrma refratária em que caibam 8 canelones.
- Corte as folhas de lasanha ao meio, divida o recheio preparado em 8 porções, espalhe nas folhas de lasanha e enrole.
- Coloque os canelones na fôrma e cubra-os com o restante do molho. Leve ao forno preaquecido por 25 a 30 minutos ou até a superfície estar gratinada.

COROA DE ARROZ COM ATUM   Rende 4 porções
Contribuição da Maria.

Ingredientes
- 250g de arroz cozido
- sal e pimenta-do-reino a gosto
- 2 colheres (café) de curry
- 1 folha de louro
- manteiga para untar
- 100g de nata
- 1 colher (café) de mostarda de Dijon
- 2 latas de atum escorridas
- 100g de azeitonas pretas sem caroço picadas
- 3 ovos cozidos cortados em rodelas para decorar
- rodelas de limão para decorar

Preparo
- Refogue o arroz com sal, pimenta, curry e louro e cozinhe-o. Escorra-o bem assim que terminar de cozinhar, retire o louro e coloque-o numa fôrma com buraco no meio e untada com manteiga.
- Bata a nata com a mostarda, tempere com sal e pimenta e acrescente o atum e as azeitonas.
- Desenforme o arroz e no centro disponha o recheio preparado.
- Decore com azeitonas, rodelas de ovos cozidos e meias rodelas de limão.

MOLHOS, PASTAS E PATÊS

Os molhos mais encorpados são ótimos para comer com legumes crus – por exemplo, palitos de cenoura ou pepino, ou pedaços de couve-flor ou tomate. Você pode até usá-los para acompanhar batatas cozidas ou macarrão. São também deliciosos para passar no pão sírio ou na torrada, assim como as pastas e os patês.

Para os molhos de salada, saiba que existem vários tipos de óleo de todas as qualidades e preços. Além do azeite (óleo de oliva), provavelmente o mais comum e um dos mais gostosos, há também óleos de soja, canola, girassol, algodão, gergelim, etc. Existem no mercado óleos aromatizados com alguns ingredientes. O mesmo vale para o vinagre: além dos mais comuns, que são vinagre de vinho (tinto ou branco) e vinagre balsâmico, existem vários outros. Fique à vontade para trocar o azeite por outro óleo e usar diferentes vinagres.

MOLHO DE IOGURTE NATURAL COM LIMÃO E ERVAS PICADAS

Use uma ou várias ervas – como hortelã, cebolinha, salsinha, coentro. Se forem frescas, melhor ainda. Misture as ervas picadas com iogurte, um pouco de limão espremido e tempere com sal e pimenta-do-reino a gosto.

MAIONESE COM KETCHUP   (Sim, eu fazia de vez em quando para meus filhos.)

Misture 1 xícara de maionese com 2 colheres (sopa) de ketchup. As crianças adoram este molho com cenoura, pepino, tomate ou couve-flor.

PASTA DE PIMENTÃO VERMELHO

Asse os pimentões no forno a 250°C por 30 minutos ou até começarem a ficar com parte da pele escura. Tire-os do forno e coloque-os em uma bacia com água gelada. Retire a pele e as sementes, amasse e tempere com sal e alho picado. Sirva com um pouco de azeite.

Dica: Ao tirar os pimentões do forno, deixe-os num saco plástico por 2 a 3 horas. Assim a pele sai sozinha.

PATÊ DE SARDINHA

Refogue ½ cebola picada no azeite e acrescente 2 ou 3 tomates frescos cortados (se não tiver, pode usar tomates sem pele enlatados). Em seguida, junte 1 lata de sardinhas (escorra o óleo antes). Deixe cozinhar em fogo baixo até o tomate desmanchar, misturando de vez em quando para não queimar ou grudar. Tire do fogo e amasse tudo até ficar com a consistência de um patê. Tempere com alho picado, pimenta-do-reino e molho Tabasco.

PATÊ TIPO TAPENADE

À base de azeitonas, este patê pode ser servido com torradas ou carnes. Com torradas, é delicioso.

Misture 1 lata de azeitonas pretas sem caroço, escorrida, com 2 colheres (sopa) de alcaparras, 50g de anchovas e 1 dente de alho. Amasse tudo. Acrescente pimentão vermelho cozido e cebola ou use sua criatividade.

HOMUS (pasta de grão-de-bico)

Cozinhe 1 copo americano de grão-de-bico ou compre-o em lata. Misture no liquidificador com iogurte (acrescente o iogurte aos poucos com uma colher; talvez não seja necessário usar todo o copo de iogurte). O homus deve ficar pastoso. Adicione 1 colher de azeite e sal a gosto. Se desejar, coloque 1 dente de alho amassado. Você também pode acrescentar 1 colher de tahine (pasta árabe à base de gergelim) e não usar o iogurte, se preferir.

PASTA DE ATUM

Misture 1 lata de atum (escorra o óleo ou a água) com metade de 1 copo de iogurte natural ou 3 a 4 colheres (sopa) de maionese e amasse bem. Tempere com várias ervas frescas e metade de 1 cebola picada. Se desejar, acrescente cenoura ralada ou maçã picada.

BABAGANUSH EXPRESS COM PÃO SÍRIO Rende 3 porções

Adorei a versão libanesa de babaganush quando a comi pela primeira vez, porém a receita da minha amiga era muito demorada. Simplifiquei. Não é igual, mas posso fazê-la em menos de 10 minutos e servir como entrada ou aperitivo, com pão sírio, ou como patê.

Ingredientes
- 1 berinjela grande ou 2 pequenas
- 1 copo de iogurte natural
- 1 dente de alho amassado

Preparo
- Corte a berinjela em 2 ou 3 lugares (para evitar explodir) e coloque no micro-ondas por 3 a 4 minutos. Deixe no micro-ondas por mais 2 minutos para continuar cozinhando. Ela deve ficar mole.
- Abra a berinjela em duas partes, tire o miolo e coloque-o em uma tigela (sem a pele). Corte com tesouras até obter um patê.
- Acrescente o iogurte e o alho e misture bem.

Dica: Se desejar, coloque azeite e coma com pão sírio. Quando comprar berinjela, verifique se não tem buracos, que podem significar que há bicho.

MEU GUACAMOLE RÁPIDO E DELICIOSO Rende 4 a 5 porções

Baseada na receita mexicana, só que sem pimenta, esta receita é muito boa como aperitivo, servida com tortilhas, como entrada ou até com fajitas (prato mexicano). Preparo há mais de 20 anos, desde quando morava nos Estados Unidos, onde provei uma vez um guacamole divino em um restaurante do estilo Tex-Mex, em que são servidas receitas mexicanas adaptadas pelos americanos. Adorei e fui testando até acertar. Sabe qual foi o segredo? O coentro!

Esta receita depende muito do tamanho do abacate e dos tomates, então lembre-se de testar e ver que quantidade se aproxima do que você precisa. Cada vez que faço esta receita, o gosto fica diferente, porque o abacate pode não estar totalmente maduro ou porque coloco mais coentro. Mas, de qualquer jeito, gosto dela. O ideal é comer tudo no mesmo dia, pois o abacate sem casca estraga muito rápido.

Ingredientes
- 1 abacate de mais ou menos 500g
- 200g de tomate picado
- 40g de cebola roxa picada
- ¼ de xícara de coentro picado
- sumo de ½ limão
- sal a gosto

Preparo
- Coloque a polpa do abacate em uma tigela, amasse-a e adicione o limão para não estragar na hora.
- Adicione os outros ingredientes e misture bem.

RILLETTE DE SARDINHA À LA CAROLINE ROSTANG
Rende 3 a 4 porções

Rillette é um tipo de patê que costuma ser servido com torradas na temperatura ambiente. Esta receita é muito fácil e ótima de servir como entrada. Pode acompanhar com legumes cortados na forma de palito ou torradas de pão de centeio – fica uma delícia! Esta versão mais simples e mais leve teve como inspiração uma receita do pai de Caroline, o chef estrelado Michel Rostang. A versão original acrescentava 120g de manteiga! Caroline é autora de diversos livros de culinária e gerencia com maestria o restaurante Absinthe em Paris.

Ingredientes
- 1 lata de sardinhas no azeite
- 1 embalagem de cream cheese
- ½ limão siciliano
- 1 colher (sopa) rasa de mostarda forte (tipo Dijon)
- 1 pitada de pimenta de Espelette (ou páprica, ou pimenta-de-caiena)

Preparo
- Amasse o peixe e o cream cheese com um garfo (use as sardinhas inteiras, da cabeça até o rabo, ligeiramente drenadas). Junte o sumo do limão, a mostarda e tempere com a pimenta. Deixe descansar 1 hora na geladeira. Está pronto e delicioso!

MOLHO BRANCO RÁPIDO

Ingredientes
- 1 colher (sopa) de manteiga
- 1 colher (sopa) de farinha de trigo
- 1 copo de leite
- noz-moscada ralada, pimenta-do-reino e sal a gosto

Preparo
- Coloque a manteiga para derreter e misture 1 colher de sopa de farinha de trigo dissolvida em 1 copo de leite (misture bem para não ficar com pelotas).
- Junte o sal, a noz-moscada e a pimenta-do-reino e mexa até engrossar um pouco.

Dica: Se quiser fazer mais, dobre a receita. Ela é muito gostosa.

MOLHO DE SALADA DE HORTELÃ E CITRUS
- 1 colher (café) de mel
- 10 folhas de hortelã frescas picadas (ou mais)
- 2 colheres (sopa) de azeite
- 1 colher (café) de sumo de laranja
- ½ colher (sopa) de vinagre balsâmico
- sumo de ½ limão
- raspas da casca do limão
- sal a gosto

MOLHO PROVENÇAL
- 1 dente de alho amassado
- 10 folhas de manjericão frescas picadas (ou mais)
- 2 colheres (sopa) de azeite
- ½ colher (sopa) de vinagre de vinho ou balsâmico
- 1 colher (sopa) de molho de tomate
- sal e páprica a gosto

👉 MOLHO TIPO CHIMICHURRI ARGENTINO

- 1 dente de alho amassado
- ½ colher (café) de páprica
- ¼ de cebola roxa picada bem fino
- 1 colher (sopa) de salsinha picada fino
- 1 colher (sopa) de vinagre de vinho
- 2 colheres (sopa) de azeite
- sumo de ½ limão
- sal, orégano (fresco ou seco) e pimenta-do-reino a gosto

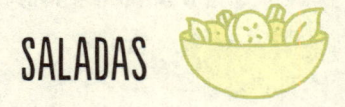

SALADAS

Há uma infinidade de ingredientes que ficam bem em saladas. Use e abuse das folhas: alfaces lisas, americanas, crespas verdes e roxas, frisantes, romanas; agrião; rúcula; espinafre; endívias; couve; repolho, etc. Adicione tomate cortado, tomate cereja cortado ao meio, cebola branca ou roxa picada, cenoura ralada, rabanete ralado, milho. Para temperar, além do molho, junte ervas picadas (salsinha, manjericão, cebolinha, etc.), castanhas ou sementes diversas. Para preparar, misture todos os ingredientes muito bem.

As possibilidades de combinação são infinitas. Experimente sabores diferentes e varie. Seja criativo!

👉 SALADA DE CENOURA COM MAÇÃ OU PASSAS

A combinação de cenoura com maçã ou passas é sempre uma boa pedida, além de ser refrescante. É uma maneira de fazer as crianças comerem cenoura.

Ingredientes

- 1 cenoura ralada por pessoa
- 1 maçã (para 3 pessoas) cortada em cubos pequenos ou 10 a 15 passas

- sal, vinagre e azeite a gosto
- salsinha picada

Preparo
- Numa tigela, descasque e rale as cenouras. Acrescente a maçã em cubos ou as passas. Tempere a gosto com sal, vinagre e azeite. Decore com salsinha picada.

👉 TABULE DE CUSCUZ MARROQUINO   Rende 3 porções

O tabule é uma salada de origem libanesa fácil de preparar. Uso menos salsinha para tornar o prato atraente para as crianças e cuscuz marroquino no lugar do trigo para quibe. Fica uma delícia!

Ingredientes
- 45g de cuscuz marroquino
- 200g de tomate
- 1 cebola roxa
- 2 pepinos
- ½ maço de salsinha picada
- ½ maço de hortelã picada
- 3 colheres (sopa) de sumo de limão
- 2 colheres (sopa) de azeite
- sal e pimenta-do-reino a gosto

Preparo
- Corte o tomate, a cebola e o pepino em cubinhos.
- Junte tudo na tigela com o cuscuz marroquino seco.
- Acrescente o sumo de limão, a salsinha e a hortelã picadas e misture.
- Reserve por 20 minutos, até que o sugo do tomate e os líquidos hidratem o cuscuz. Tempere com azeite, sal e pimenta a gosto. Pronto. Agora é só degustar.

Dica: Você pode preparar o tabule com um dia de antecedência e deixar na geladeira.

SALADA CAPRESE: TOMATES COM MUÇARELA E MANJERICÃO   Rende 3 porções

Esta salada é de origem italiana e é bem refrescante. É uma das minhas favoritas e é fácil de preparar. A palavra "muçarela" é uma variante brasileira do nome original, que é *mozzarela*. É um queijo italiano, cuja receita tradicional leva leite de búfala.

Ingredientes
- 3 tomates maduros grandes
- 3 a 6 bolinhas de muçarela em rodelas
- azeite e sal a gosto
- 1 punhado de folhas de manjericão picadas

Preparo
- Corte os tomates em rodelas e espalhe-as num prato grande, salpicando com um pouco de sal.
- Coloque a muçarela por cima dos tomates.
- Salpique com o manjericão e finalize com uma boa quantidade de azeite.

SALADA DE BETERRABA   Rende 3 porções

A beterraba geralmente é bem aceita por crianças e é muito comum no Brasil. Por isso, uso bastante.

Ingredientes
- 250g de beterraba ou 3 beterrabas médias
- sal a gosto
- azeite para regar

Preparo
- Numa panela, coloque 2 litros de água com sal para esquentar.
- Coloque as beterrabas inteiras e deixe cozinhar por cerca de 1 hora ou até ficarem moles. Para verificar, espete uma faca.
- Desligue o fogo e escorra a água quente. Coloque numa tigela com água fria. Depois descasque e regue-as com azeite.

Dica: Você pode comprar as beterrabas já cozidas e descascadas – é mais fácil e prático para usar no dia a dia.

SALADA REFRESCANTE DE ABOBRINHA COM RICOTA E HORTELÃ   Rende 4 porções

Inventei esta receita após ter experimentado uma salada deliciosa em um churrasco de amigos franceses. Ela é inspirada na culinária provençal e fica mais linda ainda com pimentões vermelhos cozidos em pedaços.

Ingredientes
- 4 abobrinhas pequenas
- 2 colheres (sopa) de azeite
- ½ cebola picada
- 2 dentes de alho amassados
- 4 colheres (sopa) de ricota
- folhas de hortelã picadas
- azeite para regar

Preparo
- Lave e descasque as abobrinhas (se estiverem bonitas, deixe com a casca). Corte-as em rodelas ou cubos.
- Aqueça o azeite na frigideira e refogue as abobrinhas junto com a cebola. Acrescente o alho e refogue por mais 1 minuto, até a abobrinha ficar mais mole e mais crocante. Deixe resfriar.
- Quando a abobrinha estiver na temperatura ambiente, coloque a ricota e salpique com as folhas de hortelã.

Dica: Se desejar, acrescente pimentão vermelho cozido, sem pele. O prato fica lindo! E coloque um pouco mais de azeite na hora de servir.

SALADA NIÇOISE   Rende 3 porções

Inspirada na salada típica da cidade de Nice, no sul da França, esta receita é muito boa para o almoço. A família inteira aprecia e ela não precisa de acompanhamentos, pois já é uma refeição completa. Use a quantidade de ingredientes que desejar. Às vezes, faço para levar para um piquenique ou para o trabalho, quando sei que não vou ter tempo de almoçar, porque se come fria.

Ingredientes
- 200g de arroz cozido
- 150g de vagem
- 2 a 3 ovos
- 2 tomates picados
- ¼ de 1 pimentão amarelo, de 1 vermelho e de 1 verde picados
- 3 cebolinhas picadas
- 1 lata de atum
- 2 colheres (sopa) de azeite
- sal e pimenta-do-reino a gosto

Preparo
- Leve ao fogo duas panelas com água para ferver. Na primeira, coloque as vagens com um pouco de sal e deixe cozinhar por 15 minutos. Na segunda, coloque os ovos inteiros e deixe cozinhar por 10 minutos.
- Tire os ovos da água, descasque-os e corte-os em cubos. Corte também as vagens.
- Abra a lata de atum, escorra o líquido e misture com o arroz já cozido, o tomate, o pimentão e a cebolinha.
- Tempere com azeite, sal e pimenta.

Dica: Para incrementar, você pode acrescentar outros ingredientes, como pepino, cebola roxa ou milho. Fica muito bom.

SALADA DE QUINOA DA GISELE   Rende 8 porções

Esta receita é boa, saudável e rápida de preparar. Faz sucesso entre as amigas. Era uma receita muito apreciada no restaurante La Théière, que a Gisele, uma amiga brasileira que tem dois filhos com um francês, comandava em São Paulo.

Ingredientes
- 500g de quinoa orgânica em grãos

- 250g de tomates cereja cortados ao meio
- 200g de queijo parmesão cortado em cubinhos
- sumo de 1 limão
- 150ml de azeite
- 2 dentes de alho amassados
- sal e pimenta-do-reino a gosto
- 1 punhado de folhas de coentro
- 1 punhado de folhas de manjericão
- cebolinha picada a gosto
- 1 maço de rabanetes cortados em quartos

Preparo

- Lave a quinoa, coloque em água fria e leve ao fogo até ferver. Deixe cozinhando até a auréola começar a se descascar. Retire da água e reserve.
- Para preparar o molho, junte o limão, o azeite, o alho, o sal e a pimenta. Adicione as ervas e misture.
- Coloque a quinoa no molho e misture.
- Acrescente os rabanetes, os tomates cereja e o queijo parmesão. Misture tudo e sirva.

SALADA DE ABACATE   Rende 3 a 4 porções

Contribuição da Maria.

Maria nunca gostou de abacate, que, entre as frutas, não era sua primeira escolha. No entanto, sempre teve vontade de encontrar uma receita que a fizesse saboreá-lo. Quando chegou ao Brasil, notou que o abacate é realmente uma fruta típica do país. Decidiu então procurar receitas com ele, para, quem sabe, encontrar um modo de se "apaixonar". Foi então que descobriu esta maravilhosa salada, com sabores tão diferentes. Experimente.

Ingredientes

- 120g de tomate cortado em cubos pequenos e sem sementes
- 60g de cebola roxa picada
- 1 punhado de cebolinha picada
- 60g de queijo roquefort esfarelado

- 1 ovo cozido ralado
- 200g de abacate cortado em cubos
- ½ colher (sopa) de sumo de limão
- 1 colher (sopa) de azeite
- sal e pimenta-do-reino a gosto

Preparo
- Coloque o tomate em uma taça.
- Em seguida, adicione a cebola, a cebolinha, o queijo, o ovo cozido, o abacate, o sumo de limão, o azeite, o sal (não coloque muito sal, pois o queijo já é salgado) e a pimenta.
- Misture tudo muito bem e acerte o tempero. Está pronta para servir.

SALADA DE FEIJÃO-FRADINHO COM ATUM   Rende 4 a 5 porções
Contribuição da Maria.

Ingredientes
- 300g de feijão-fradinho
- sal e pimenta-preta moída a gosto
- azeite e vinagre a gosto
- 2 latas de atum escorridas
- 1 cebola picada
- 1 ramo de salsinha picado
- 2 ovos

Preparo
- Na véspera, ou de manhã, deixe o feijão de molho. Perto da hora do almoço ou do jantar, cozinhe-o e escorra.
- Tempere o feijão com sal, pimenta, azeite, vinagre, metade da cebola e do ramo de salsinha. Mexa bem e coloque numa saladeira ou travessa de servir.
- Acrescente o atum ao preparado de feijão.
- Polvilhe com o restante da cebola e da salsinha.
- Decore com fatias de ovo cozido.

Dica: Para economizar tempo, coloque o feijão de molho em água fervente com o sumo de 1 limão por meia hora. Esta salada pode ser servida quente ou fria. Também pode ser acompanhada de tomate e alface.

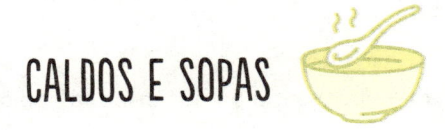

CALDOS E SOPAS

CALDO DE LEGUMES EXPRESS   Rende 1 litro

O caldo de legumes serve como base para risoto ou para outras sopas.

- Coloque numa panela 1 litro de água fria sem salgar. Junte vários legumes lavados, descascados e cortados em pedaços – cada um vai colaborar com o seu sabor. Seja criativo. Uma combinação que funciona é a mistura de 1 cenoura, 1 alho-poró, 1 cebola, 1 punhado de salsinha, 1 folha de louro e pimenta-do-reino em grãos (de 1 a 5).
- Deixe ferver e desligue o fogo; o sugo dos legumes vai aromatizar a água de maneira divina.

Dica: É importante que a água esteja fria e sem sal no início do processo para que os legumes liberem nela todos os nutrientes. Eu coloco também sobras de frango assado. O caldo fica delicioso.

GASPACHO   Rende 3 porções

O gaspacho é uma sopa de tomate fria típica da Andaluzia, na Espanha. É muito gostoso e fácil de fazer, e é perfeito para o verão.

Ingredientes
- 1 tomate
- 1 pepino
- 1 cebola pequena
- ¼ de pimentão vermelho (ou verde, ou amarelo)
- 1 copo de molho de tomate tradicional

- ½ dente de alho (opcional)
- pepino ralado para decorar

Preparo
- Bata bem todos os ingredientes no liquidificador.
- Sirva a sopa fria numa tigela e rale um pouco de pepino com a casca por cima.

Dica: Em geral, não é necessário acrescentar sal, pois o molho de tomate já vem salgado.

SOPA DE ABÓBORA   Rende 3 porções

Uma sopa simples e rápida, que sempre fez sucesso com os meus filhos. Pode temperar a gosto com gengibre, curry ou coentro.

Ingredientes
- ½ colher (sopa) de azeite
- 1 cebola picada
- 500g de abóbora
- salsinha picada ou gengibre ralado a gosto
- sal a gosto

Preparo
- Numa panela, aqueça o azeite e refogue a cebola até ficar transparente.
- Acrescente a abóbora e ½ litro de água. Deixe cozinhar por 20 minutos ou até a abóbora ficar mole.
- Espere esfriar e bata no liquidificador.
- Transfira para uma panela e leve ao fogo para aquecer.
- Acrescente a salsinha picada e/ou o gengibre ralado. Acerte o sal e sirva imediatamente.

Dica: Existem dois tipos de abóbora: uma para sopa e outra para doces. Quando comprar, verifique com o vendedor.

SOPA DE CENOURA DA VÉRONIQUE   Rende 4 porções

Uma sopa muito gostosa e fácil de fazer. Esta receita é da avó mexicana da minha prima Véronique. A sua mãe, que é francesa, acrescenta pequenas fatias de queijo gruyère por cima.

Ingredientes
- manteiga (ou azeite)
- 6 cenouras descascadas e cortadas em rodelas
- 3 dentes de alho grandes picadinhos
- 1 batata descascada e cortada em pedaços
- sal e pimenta-do-reino a gosto

Preparo
- Leve uma panela ao fogo médio, aqueça a manteiga e acrescente a cenoura e o alho. Refogue por alguns minutos.
- Adicione a batata e misture bem.
- Despeje água fria (1 litro) e acrescente o sal e a pimenta. Deixe ferver por cerca de 45 minutos.
- Em seguida, bata no liquidificador.

GASPACHO COM CREME DE QUEIJO PARMESÃO DA BÉATRICE   Rende 4 porções

Muito boa e fácil de preparar, esta é uma adaptação da receita tradicional espanhola. Béatrice é francesa, morava no Brasil e agora está em Paris. Ela tem três filhos.

Gaspacho

Ingredientes
- 2 tomates sem pele e sem sementes
- 1 pedaço de 10cm de aipo
- ½ pimentão vermelho
- 1 dente de alho
- 4 colheres (sopa) de azeite
- sal e pimenta a gosto

Preparo
- Bata todos os ingredientes, menos o sal e a pimenta, no liquidificador.
- Só depois adicione o sal, a pimenta e leve à geladeira.

Creme de queijo

Ingredientes
- 120g de creme de leite
- 50g de queijo parmesão ralado
- lascas de parmesão e aipo para decorar

Preparo
- Leve o creme de leite ao fogo e mexa até ferver.
- Adicione o queijo parmesão e misture bem.
- Coloque em copos pequenos e deixe esfriar na geladeira.
- Quando o creme de parmesão estiver bem firme, cubra com o gaspacho.
- Em seguida, decore com algumas lascas de parmesão e uma folha de aipo.

Dica: Esta sopa pode ser servida sozinha ou com torradas com tapenade (patê de azeitonas).

CREME DE BETERRABA   Rende 4 a 5 porções

Esta receita é da Maria.

A beterraba é um legume delicioso que geralmente usamos em saladas. Algumas pessoas não gostam tanto da sua textura, então a Maria decidiu certa vez experimentar fazer um creme, para variar.

Ingredientes
- 5 beterrabas
- 2 dentes de alho
- ¼ de cebola
- 1 batata grande descascada
- 2 cenouras
- sumo de 1 laranja
- 1 colher (sopa) de sal

- pimenta-do-reino a gosto
- 2 colheres (sopa) de azeite
- pão torrado e cortado em cubos
- cebolinha picada para decorar

Preparo
- Descasque a beterraba e coloque em água para ferver com o alho, a cebola e a batata.
- Junte a cenoura e o sumo de laranja. Quando estiver tudo bem cozido, tempere com sal, pimenta e azeite.
- Por fim, bata com o mixer ou no liquidificador, para obter um creme homogêneo.
- Ao servir, salpique com o pão torrado e a cebolinha.

GASPACHO DE MORANGOS DA LAETITIA   Rende 4 a 5 porções

Laetitia de Matharel é minha amiga há 30 anos e é a fundadora de uma escola de culinária em Luxemburgo chamada Le Zeste et la Manière. Ela desenvolveu esta deliciosa receita para um curso em que todas as receitas, inclusive as salgadas, são à base de morangos. Ela é uma profissional incrível e muito fã das sopas, porque ama vegetais. A sopa é uma ótima maneira de fazer as pessoas comerem vegetais (muitas vezes, elas não gostam porque não sabem como cozinhá-los ou têm lembranças ruins dos vegetais insossos que eram obrigadas a comer na infância). Há muitas maneiras de incluí-los no seu dia a dia e são aliados incríveis para uma boa saúde e uma dieta variada, se você respeitar as estações. O uso de vegetais é uma característica dos cursos da Laetitia. Suas três filhas adoram esta sopa. A receita é tão fácil que até uma criança é capaz de fazer: é só colocar tudo no liquidificador! Ela serve este gaspacho em taças como um aperitivo, para beber como uma vitamina.

Ingredientes
- 250g de morangos lavados, limpos e picados
- 200g de tomates lavados e picados
- 200g de pepino lavado e picado
- 125g de pimentão vermelho lavado, sem pele e sem sementes, picado

- 2 colheres (sopa) de vinagre de maçã (ou mais, a gosto)
- 1 pote de iogurte natural (ou iogurte grego)
- 1 fatia grande de pão de fôrma branco
- 120ml a 200ml de água (1 copo pequeno)
- sal e pimenta moída
- 40g de queijo feta esmigalhado
- folhas de hortelã ou salsinha

Preparo

- Misture no liquidificador todos os ingredientes, exceto o queijo feta e as folhas de hortelã. Passe por uma peneira. Adicione mais ou menos água, dependendo da consistência desejada. Mantenha refrigerado até a hora de servir.
- Na hora de servir, misture um pouco o preparo e despeje em pequenas tigelas. Polvilhe com o queijo feta esmigalhado e decore com uma folha de hortelã ou salsinha.

PEIXES E FRUTOS DO MAR

MOQUECA EXPRESS   Rende 3 porções

Inventei esta moqueca ao buscar uma maneira rápida de preparar uns filés de peixe que eu tinha comprado. O resultado foi tão bom que se tornou parte do meu repertório. Agora regularmente sirvo moqueca lá em casa.

Ingredientes

- 3 filés de pescada, Saint Peter ou qualquer peixe que você goste
- 1 vidro de leite de coco
- 1 tomate picado
- ¼ de pimentão verde picado
- ¼ de pimentão vermelho picado
- ¼ de pimentão amarelo picado

- ½ cebola picada
- coentro fresco a gosto
- sal a gosto

Preparo
- Disponha os filés de peixe numa assadeira e despeje o leite de coco por cima.
- Espalhe o tomate, os pimentões, a cebola, o coentro e o sal por cima dos filés.
- Asse em forno preaquecido por 15 a 20 minutos.
- Prepare o arroz e sirva com o peixe.

Dica: Se desejar, adicione um pouco de curry para mudar o gosto.

CEVICHE EXPRESS   Rende 3 porções

Receita fácil e rápida. Combina muito bem com guacamole. A pimenta vermelha adiciona um sabor picante delicioso, mas, se você não é fã, não precisa incluir.

Ingredientes
- 2 filés de peixe fresco da sua preferência
- sumo de 2 limões taiti
- 1 cebola roxa picada
- 1 punhado de coentro picado
- 1 pimenta vermelha, sem sementes, picada (opcional)

Preparo
- Corte os filés de peixe em pedaços pequenos (1cm a 3cm).
- Coloque os pedaços de peixe em uma tigela e regue-os com o sumo de limão. Deixe marinar por alguns minutos.
- Depois, acrescente a cebola, o coentro e a pimenta. Misture.

Dica: Sempre compro peixe na feira. Escolho um peixe inteiro e peço ao vendedor que corte os filés na hora. Não hesite em perguntar ao vendedor o que ele aconselha no dia.

A Clarissa, editora do livro, tem um sogro peruano que costuma servir o ceviche com aipim (conhecido em algumas regiões do Brasil como mandioca ou macaxeira) cozido na manteiga. Segundo ela, é deliciosa a combinação do peixe gelado e ácido com o aipim morno e amanteigado.

ROBALO À MODA DE MARSELHA DA FABIENNE

Rende 4 porções

Esta receita simples e gostosa é uma das favoritas dos dois filhos da Fabienne. É perfeita para realçar o sabor do peixe.

Ingredientes

- 4 colheres (chá) de azeite
- 2 cebolas
- 4 tomates bonitos
- 2 dentes de alho
- 1 pitada de açafrão
- sal e pimenta
- 480g a 600g de robalo (ou outro peixe branco de carne firme)
- 2 colheres (chá) de farinha
- 10g de manteiga

Preparo

- Aqueça o azeite numa frigideira e refogue as cebolas.
- Adicione os tomates, o alho picado e o açafrão e tempere com sal e pimenta.
- Cozinhe por cerca de 10 minutos.
- Lave o peixe e corte-o em tiras de 2cm a 3cm de espessura.
- Utilize papel toalha para secar o peixe.
- Quando o molho estiver um pouco reduzido, coloque as tiras de peixe na frigideira.
- Deixe cozinhar por 10 minutos.
- Forme uma pasta com a farinha e a manteiga. Acrescente-a ao molho.
- Cozinhe por mais 2 a 3 minutos, até engrossar.
- Sirva quente.

CHUCHU COM CAMARÃO DA FLORINDA   Rende 6 porções

Muito gostosa e leve, esta receita é bem comum no Rio de Janeiro. A avó da Florinda costumava fazer para ela quando queria mimá-la. Mais tarde, Florinda descobriu que era um dos pratos prediletos de Carmen Miranda.

Ingredientes
- 1kg de camarão cinza
- 4 colheres (sopa) de azeite
- 4 dentes de alho amassados
- 1 cebola pequena cortada bem fininho
- 4 chuchus descascados e cortados em cubos de 1cm
- ½ litro de caldo de camarão
- sal e pimenta-do-reino a gosto
- 4 folhas de louro
- 2 colheres (sopa) de salsinha picada

Preparo
- Comece limpando os camarões. Reserve as cascas para o caldo.
- Para fazer o caldo, coloque numa panela grande 1 litro de água, as cascas do camarão e 2 folhas de louro e deixe ferver em fogo baixo. Após ferver, coe o caldo numa peneira e amasse as cascas de camarão para extrair bem o seu sabor. Reserve.
- Tempere os camarões com sal e pimenta-do-reino.
- Numa panela, coloque o azeite, o alho, a cebola e refogue até que os temperos fiquem translúcidos.
- Acrescente o chuchu e os camarões, refogue um pouco e depois vá acrescentando o caldo de camarão aos poucos (não é necessário colocar muito caldo, pois o chuchu também solta água).
- Coloque o restante das folhas de louro e deixe cozinhar.
- Quando o chuchu estiver cozido, al dente, tire do fogo. Está pronto!
- Na hora de servir, salpique com a salsinha.

Dica: Esta receita pode ser feita com algumas horas de antecedência. Sirva com arroz branco.

CHIPIRONES DA JAQUELINE   Rende 4 porções

Esta receita simples e rápida é uma criação deliciosa de uma amiga da minha mãe na França. A receita é de inspiração espanhola. *Chipirone* é lula em espanhol.

Ingredientes
- 500g de lulas em pedaços
- sal e pimenta-do-reino a gosto
- azeite para fritar
- 1 maço de salsinha
- 4 ou 5 dentes de alho
- 3 colheres (sopa) cheias de azeite
- sal, pimenta-do-reino e cúrcuma a gosto
- 1 colher (café) de curry em pó
- 1 colher (sopa) de molho de soja

Preparo
- Tempere as lulas com sal e pimenta.
- Na frigideira, aqueça o azeite e frite as lulas. Reserve.
- Para o molho, misture a salsinha, o alho, o azeite, o sal, a pimenta, a cúrcuma, o curry e o molho de soja. Bata os ingredientes até que fiquem com uma consistência pastosa.
- Coloque o molho sobre as lulas na hora de servir.

Dica: Prepare o molho em grande quantidade e guarde na geladeira.

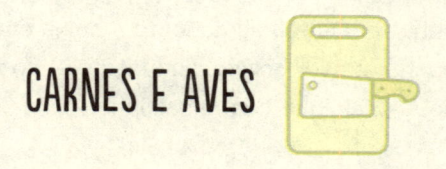

CARNES E AVES

HAMBÚRGUERES À MODA DA ELSA   Rende 4 porções

Quando a edição francesa do meu livro foi publicada, em 2016, fiz um concurso de receitas na minha página do Facebook. Esta foi a ganhadora. Além de ser uma delícia, é muito original. Elsa inventou este prato num dia em que não estava com vontade de fazer pão – nem estava com tempo para isso –, mas queria incluir legumes na receita para seus filhos, e esta foi a solução que encontrou.

Ingredientes
- 3 batatas inglesas
- 3 cenouras
- 2 abobrinhas
- 2 ovos
- 1 colher (sopa) de amido de milho
- 4 hambúrgueres de carne (150g cada)
- queijo em fatias

Preparo
- Rale as batatas, cenouras e abobrinhas.
- Numa tigela, bata os dois ovos com um garfo e acrescente o amido de milho.
- Junte essa mistura aos legumes ralados.
- Esquente uma frigideira com um pouco de azeite. Forme pequenos bolinhos com os legumes e deixe-os cozinhar por 5 minutos de cada lado, formando uma espécie de panqueca grossa de legumes.
- Monte os hambúrgueres assim: uma "panqueca" de legumes, um hambúrguer já cozido, uma fatia de queijo e uma "panqueca" de legumes.
- Coloque os hambúrgueres montados no forno (a 220°C) por 10 minutos.
- Sirva imediatamente.

BISTECA DE PORCO COM CHAMPIGNON   Rende 3 porções

Outra receita que meus filhos levaram consigo do repertório lá de casa.

Ingredientes
- 3 bistecas de porco
- ½ colher (sopa) de azeite
- 150g de champignons frescos
- 1 colher (sopa) de creme de leite

- 20ml de leite
- sal e pimenta-do-reino a gosto

Preparo
- Tempere as bistecas com sal e pimenta.
- Coloque o azeite na frigideira e deixe as bistecas dourarem.
- Quando começarem a dourar, acrescente os champignons lavados e cortados em pedaços ou tirinhas e refogue até ficarem cozidos e pegarem cor.
- Acrescente o leite e o creme de leite para que o molho fique com uma consistência não muito grossa nem muito rala.
- Sirva com salada, arroz ou outro acompanhamento de sua escolha.

Dica: Use tomilho fresco com o champignon. O sabor fica divino.

VITELA COM MOLHO BRANCO TIPO BLANQUETTE
Rende 3 porções

Esta é uma receita excelente que simplifiquei de um prato clássico e tradicional francês, a *blanquette de veau*. É muito boa e meus filhos gostam tanto que eu faço sempre quando eles voltam de viagem ou quando vou visitá-los.

Ingredientes
- 500g de vitela cortada para molho
- 30g de manteiga
- 1 colher (sopa) de farinha de trigo
- 1 cebola
- 3 cenouras cortadas em rodelas
- 300g de champignons frescos cortados fino
- 1 cravo-da-índia
- 1 ovo (opcional)
- 2 colheres (sopa) de creme de leite (opcional)
- sal e pimenta a gosto

Preparo
- Numa panela, aqueça a manteiga e refogue a carne (tome cuidado para a manteiga não queimar). Cozinhe um pouco, adicione a farinha de trigo e misture. Cubra a carne com água.
- Acrescente a cebola inteira com o cravo espetado nela (retire o cravo na hora de servir).
- Acrescente as cenouras e os champignons ao molho. Coloque mais água se precisar (não deve haver mais de ⅔ de água na panela). Deixe cozinhar durante 1 hora ou até a carne ficar bem macia.
- Adicione sal e pimenta a gosto. O molho deve ficar grosso, por isso, se for preciso, deixe evaporar mais um pouco ou acrescente um pouco mais de farinha.
- Na hora de servir, adicione 1 gema com 2 colheres (sopa) de creme de leite. Tanto a gema quanto o creme de leite são opcionais, mas deixam o prato ainda mais gostoso! Sirva com arroz.

FRANGO COM PÁPRICA DA MURIELLE   Rende 8 porções

Murielle é francesa, tem três filhos e, como eu, morou em vários países antes de chegar ao Brasil, onde está pela segunda vez. Esta é a receita preferida da família dela.

Ingredientes
- 80g de farinha de trigo
- 1 colher (sopa) de sal
- 1 colher (sopa) de páprica
- 1 colher (chá) de pimenta-do-reino
- 8 filés de frango
- 5 colheres (sopa) de óleo
- 600ml de caldo de galinha
- 250ml de creme de leite

Preparo
- Em uma tigela grande, misture a farinha e todos os temperos.
- Passe os filés de frango, um de cada vez, nessa mistura, cobrindo-os completamente.

- Aqueça o óleo em uma panela grande e frite o frango.
- Adicione o caldo de galinha e deixe ferver por 40 minutos em fogo baixo. Retire o frango e mantenha aquecido.
- Misture o creme de leite com o caldo e cozinhe por 5 minutos.
- Despeje sobre o frango e é só comer!

Dica: Este prato é perfeito para servir com arroz ou cuscuz marroquino.

FRANGO COM AZEITONAS DA ANNE   Rende 4 porções

Esta receita é simples, rápida e adorada por todos na casa da Anne! Ela a fez pela primeira vez em um dia em que não estava muito inspirada. Procurando receitas no seu armário, surgiu esta, que pareceu boa para usar sobras de frango. O resultado foi que não restou uma gota de molho no fundo da panela e virou um prato regularmente pedido pelas crianças.

Anne é francesa, mora na França, é mãe de três filhos e avó de um casal.

Ingredientes
- 4 filés de frango cortados em cubos
- 1 cebola picada
- 1 vidro de azeitonas verdes sem caroço
- 1 lata de tomates pelados
- 1 colher (sopa) de azeite
- sal e pimenta-do-reino a gosto

Preparo
- Em uma frigideira, aqueça o azeite e refogue a cebola. Acrescente o frango e refogue bem. Adicione o sal e a pimenta.
- Incorpore o tomate, misture bem e deixe ferver por alguns minutos em fogo baixo.
- Adicione as azeitonas, misture e deixe ferver por mais alguns minutos. Desligue o fogo e sirva imediatamente.

Dica: Sirva com arroz ou macarrão. Para que fique ainda mais saborosa, prepare esta receita com antecedência, cubra e deixe marinando por algumas horas para que a carne pegue o gosto das azeitonas. Na hora do jantar, aqueça em fogo baixo sem tampar a panela para o molho ficar menos líquido. Também pode ser congelada. Na hora de comer, basta reaquecer e saborear!

KAI YANG (FRANGO TAILANDÊS COM ALHO) DA MEI

Rende 4 porções

Esta é uma das receitas preferidas da minha amiga Mei, americana, mãe de quatro filhos.

Ingredientes

- 4 peitos de frango cortados em dois pedaços
- 6 dentes de alho amassados
- 2 colheres (chá) de sal
- 2 colheres (sopa) de pimenta preta grosseiramente esmagada
- 1 punhado de coentro fresco picado
- 2 colheres (sopa) de sumo de limão

Preparo

- Numa tigela, misture o alho, o sal, a pimenta, o coentro e o limão.
- Coloque os pedaços de frango na mistura. Cubra a tigela e deixe repousar durante 1 hora, no mínimo, ou deixe marinar na geladeira durante a noite.
- Se possível, asse na brasa. Outra opção é grelhar por 5 minutos de cada lado.

Dica: Para esmagar os grãos de pimenta, use um pilão ou o liquidificador.

FRANGO COM SALSINHA   Rende 4 porções

Contribuição da Maria. Esta é uma adaptação de um fricassé feita pela bisavó portuguesa da Maria, que se chamava Mique. É uma excelente forma de comer frango com um sabor e uma textura bem diferentes.

Ingredientes

- 3 colheres (sopa) de azeite
- 1 cebola cortada em meia-lua
- 1 cenoura sem casca cortada em cubos
- 2 dentes de alho picados
- 600g de coxas de frango
- 1 folha de louro
- sal e pimenta-do-reino a gosto
- 2 gemas
- sumo de 1 limão
- folhas de salsa fresca picadas

Preparo

- Numa panela, aqueça o azeite e refogue a cebola, a cenoura e o alho. Cozinhe em fogo médio durante 5 minutos.
- Junte o frango e refogue por mais 5 minutos.
- Cubra com água e junte a folha de louro.
- Em seguida, tempere com sal e pimenta e deixe cozinhar em fogo brando até o frango ficar macio (aproximadamente 15 minutos). Retire do fogo.
- Acrescente as gemas misturadas ao sumo de limão e a salsa picada.
- Leve de novo ao fogo mexendo sempre e deixe aquecer mais um pouco.

FRANGO AO BRÁS   Rende 4 porções

Em Portugal, muitas receitas aproveitam as sobras do dia anterior. Neste caso, com o frango assado que sobrou, costuma-se fazer um prato muito gostoso e rápido, que também pode ser feito com sobras de bacalhau. São receitas típicas da família da Maria.

Ingredientes

- 4 colheres (sopa) de azeite
- 2 cebolas médias picadas
- 2 dentes de alho picados
- 1 folha de louro
- 4 peitos de frango limpos e cortados em tiras finas
- 2 pacotes de batata palha

- 6 azeitonas picadas
- sal e pimenta-do-reino a gosto
- 6 ovos
- 1 xícara de leite
- 1 ramo de salsa picado

Preparo

- Numa panela, aqueça o azeite e junte a cebola, o alho, o louro e refogue por alguns minutos.
- Adicione o frango e deixe dourar em fogo médio.
- Acrescente a batata palha e envolva bem.
- Adicione a azeitona, o sal e a pimenta.
- Por fim, acrescente os ovos batidos com o leite e a salsa, e misture bem.

Dica: Sirva acompanhado de uma salada.

EMPADÃO DE FRANGO   Rende 4 a 6 porções

A avó da Maria, Teresinha, faz esta receita sempre que há um aniversário na família. Agrada a todos e não é difícil de fazer.

Ingredientes

Massa:

- 450g de farinha
- 200g de manteiga
- 150ml de água
- sal a gosto

Recheio:

- 50g de manteiga
- 2 colheres (sopa) de azeite
- 200g de cebola
- 1 dente de alho
- 200g de cenoura cortada em rodelas
- 4 tomates cortados em cubos
- 1kg de frango
- 200g de ervilhas

- 1 punhado de salsinha picada
- 1 punhado de hortelã picada
- sal e pimenta-do-reino a gosto
- manteiga para untar
- 1 gema para pincelar

Preparo

- Coloque todos os ingredientes da massa numa tigela grande e misture bem até ficar homogênea. Caso a massa fique muito grudenta, adicione mais um pouco de farinha; se, pelo contrário, ficar muito seca, adicione um pouco de manteiga.
- Embrulhe a massa em filme plástico e deixe descansar enquanto prepara o recheio.
- Para o recheio, aqueça a manteiga e o azeite e refogue a cebola, o alho, a cenoura e o tomate.
- Em seguida, acrescente o frango e refogue mais um pouco.
- Acrescente as ervilhas, a salsinha, a hortelã, o sal e a pimenta. Tampe a panela e deixe cozinhar em fogo brando até o frango ficar cozido.
- Unte uma fôrma com manteiga e forre-a com a massa não muito grossa, guardando uma parte para fazer a tampa do empadão.
- Quando o frango estiver cozido, deixe esfriar um pouco e desfie-o. Junte o frango desfiado ao molho da panela e recheie a massa que está na fôrma com esse preparado (caso o recheio tenha muito molho, escorra-o).
- Por fim, cubra com a massa restante e aperte as bordas com a ponta dos dedos. Para que o vapor saia e o empadão asse bem, faça um buraco no centro.
- Pincele o empadão com a gema e leve para assar por 20 minutos ou até a tampa ficar dourada.
- Depois de assado, sirva quente ou frio.

LEGUMES, VERDURAS E PRATOS VEGETARIANOS

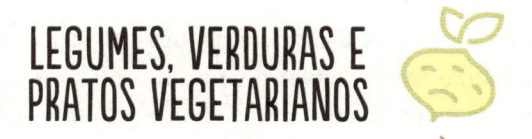

OEUF COCOTTE COM CHAMPIGNON   Rende 3 porções

Os meus filhos adoram o *oeuf cocotte* (ovo escondidinho), que comem com pão. É fácil e rápido de preparar.

Champignon

Ingredientes
- 500g de champignons
- ½ colher (sopa) de azeite
- ½ dente de alho cortado bem fino
- tomilho a gosto

Preparo
- Lave e corte os champignons em lâminas finas. Aqueça o azeite numa frigideira, junte o champignon e refogue em fogo médio. Acrescente o alho e o tomilho. Deixe cozinhar até amolecer e ficar dourado.

Oeuf cocotte

Ingredientes
- 3 colheres (sopa) de molho de tomate
- 3 ovos
- 50ml de creme de leite (opcional)
- sal e pimenta-do-reino a gosto

Preparo
- Separe três tigelas pequenas e coloque 1 colher de molho de tomate no fundo de cada uma. Quebre 1 ovo em cada tigela, sobre o molho.
- Acrescente o champignon refogado ao redor do ovo cru, tomando cuidado para não quebrar a gema.
- Adicione o creme de leite e tempere com sal e pimenta-do-reino a gosto.

- Preaqueça o forno a 200°C por 5 minutos. Coloque água em ⅓ de uma fôrma. Quando o forno estiver quente, disponha as tigelas na fôrma em banho-maria e deixe assar por 10 minutos. Sirva imediatamente.

Dica: O melhor é quando a gema fica mole, e a clara, branca. Sirva cada tigela sobre um prato com fatias de pão.

BATATA GRATINADA TIPO GRATIN DAUPHINOIS
Rende 3 porções

Ingredientes
- 500g de batatas cortadas em rodelas finas
- 20g de manteiga
- 1 dente de alho amassado
- 200ml de creme de leite
- sal e pimenta-do-reino a gosto
- ½ xícara de queijo parmesão ralado

Preparo
- Preaqueça o forno a 180°C.
- Unte uma travessa refratária com a manteiga e metade do alho.
- Numa tigela, misture a batata e o restante do alho com o creme de leite, o sal e a pimenta. Coloque essa mistura na fôrma refratária e salpique com o queijo parmesão ralado.
- Leve ao forno para gratinar por 1h a 1h30.

Dica: Espete a batata com um garfo para saber se está assada.

GRATINADO DE ABOBRINHAS DA CATHERINE
Rende 4 porções
Esta receita superfácil é da minha amiga francesa Catherine, mãe de três filhos, que mora no Brasil. Ela herdou a receita da sua avó dinamarquesa.

Ingredientes
- 1,5kg de abobrinhas cortadas em rodelas
- 1 colher (sopa) de mostarda tradicional
- 100ml de creme de leite
- sal e pimenta-do-reino a gosto
- queijo gruyère ralado para salpicar

Preparo
- Preaqueça o forno a 200°C.
- Cozinhe as abobrinhas em água fervente até ficarem macias.
- Uma vez cozidas, misture-as com a mostarda, o creme de leite, o sal e a pimenta.
- Coloque a mistura em uma assadeira, salpique com o queijo ralado e leve ao forno para assar.

FLAN DE LEGUMES DA VÉRONIQUE Rende 4 porções

Este é um jeito excelente de fazer as crianças comerem legumes. Costumo servir com presunto, um pedaço de frango grelhado ou uma salada, dependendo do que tenho na geladeira. Se quiser que o flan fique mais firme, adicione algumas batatas (não mais do que três).

Véro é francesa, tem três filhos e morou em vários países, inclusive no Brasil, onde a conheci. Atualmente, está morando em Madri. Ela conseguiu fazer esta receita em todos os lugares onde morou.

Ingredientes
- 4 abobrinhas com casca raladas
- 4 cenouras descascadas raladas
- 4 ovos
- 400ml de creme de leite (ou leite, para um prato mais leve)
- 200g de queijo emmental ralado (ou outro queijo que aprecie)
- sal e pimenta-do-reino a gosto
- noz-moscada ralada a gosto

Preparo
- Preaqueça o forno entre 180°C e 200°C.
- Em uma tigela, misture todos os ingredientes, exceto os temperos.
- Adicione o sal, a pimenta e a noz-moscada.
- Coloque em uma fôrma alta e leve ao forno por 30 a 45 minutos.

SUFLÊ DE QUEIJO DA SYLVIE   Rende 4 porções

Esta receita, na verdade, é da mãe da Sylvie. É tão fácil que todo mundo na família dela gosta de fazer e de comer. Sylvie é francesa, mãe de quatro filhos e mora no Brasil.

Ingredientes
- 100g de manteiga
- 100g de farinha de trigo
- ½ litro de leite
- 125g de queijo gruyère ralado
- 5 ovos
- sal e pimenta-do-reino a gosto

Preparo
- Preaqueça o forno a 220°C.
- Em uma panela, derreta a manteiga e adicione devagar a farinha enquanto mistura bem com um batedor de claras. Cuidado para não formar grumos.
- Adicione o leite pouco a pouco e continue mexendo até incorporar bem. Desligue o fogo.
- Adicione o queijo gruyère e deixe esfriar.
- Usando duas tigelas, separe as claras das gemas. Coloque as gemas na panela com o sal e a pimenta.
- Bata as claras e adicione-as suavemente à mistura.
- Leve ao forno em uma fôrma alta e deixe assar por 45 minutos.

Dica: Este suflê cresce muito, então escolha uma fôrma bem alta.

REFOGADO DE PUPUNHA (ESTOUFFADE DE PALMISTE) DO FRANÇOIS   Rende 8 pessoas

Esta receita deliciosa e que sempre faz sucesso me foi ensinada pelo meu querido amigo francês, nascido e criado na ilha da Reunião, no oceano Índico, um departamento francês. É na verdade da avó dele. François morou vários anos em Pamplona, na Espanha, e agora mora em São Paulo. Ele gosta de comprar a pupunha na Ceagesp nos fins de semana.

Ingredientes
- 800g de pupunha
- 3 ramos de tomilho
- 3 cebolas cortadas
- sal e pimenta-do-reino a gosto
- 2 colheres (sopa) de azeite
- 3 dentes de alho picadinhos
- 3 ou 4 tomates cortados em cubos

Preparo
- Corte o palmito em pedaços de 3cm de espessura.
- Ferva 1 litro de água em uma panela grande e junte o tomilho, 2 cebolas, o sal e a pimenta.
- Acrescente o palmito e cozinhe por 30 minutos até que fique macio.
- Refogue a cebola restante no azeite por 3 a 4 minutos em fogo não muito forte. Adicione o alho, sal e pimenta.
- Acrescente o tomate.
- Retire os pedaços de pupunha da água e misture com os demais ingredientes.
- Cozinhe por 4 a 5 minutos. Acerte o tempero. Está pronto!

SOBREMESAS

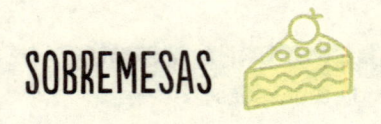

CREPE FRANCÊS   Rende 4 a 6 porções

Sempre foi uma alegria para os meus filhos ter crepe no lanche quando voltavam da escola à tarde. Esta receita é perfeita para o lanche. Cada um pode rechear como quiser e personalizar os crepes.

Ingredientes
- 250g de farinha
- 4 ovos
- ½ litro de leite
- 2 colheres de sopa de açúcar
- 50g de manteiga derretida
- manteiga para untar a frigideira

Preparo
- Numa tigela, junte a farinha e os ovos e adicione aos poucos o leite. Misture bem para não formar grumos.
- Adicione a manteiga e o açúcar.
- Para preparar os crepes, derreta um pouco de manteiga numa frigideira. Pegue mais ou menos 1 concha de massa e coloque na frigideira. Espalhe para obter um crepe bem fininho. Quando dourar de um lado, vire para dourar o outro lado.
- Ao servir, os crepes podem ser recheados com geleia, mel ou doce de leite. Sirva quentinho, para que cada um recheie à sua maneira.

Dica: Fazemos os crepes bem finos. O ideal é ter uma frigideira antiaderente e espalhar a massa nela, sem exagerar na quantidade.

MUFFINS DE FARELO DA RUTH (TAMBÉM CONHECIDOS COMO BOLINHOS DA MAMÃE COM PRESSA)

Rende 12 muffins do tamanho de um cupcake

Um lanche bem saudável, sem açúcar e sem farinha branca, que pode ser congelado, estes bolinhos são para as pessoas ocupadas! Quando quiser comer um deles, é só retirar do freezer com 3 horas de antecedência. Ruth é americana, mãe de quatro filhos e mora há mais de 15 anos no Brasil.

Ingredientes
- manteiga para untar
- 80g de passas
- 1 ovo
- 135g de cereal All Bran
- 175ml de leite
- 120g de farinha integral
- 1 colher (chá) de bicarbonato de sódio
- 1 colher (chá) de canela
- 25g de manteiga derretida
- 1 maçã sem casca e ralada
- 1 banana cortada em rodelas
- 80g de mirtilos congelados
- 120ml de mel

Preparo
- Preaqueça o forno a 200°C e unte com manteiga 12 forminhas de cupcake (ou use papel-manteiga para forrá-las).
- Coloque as passas numa tigela, cubra-as com água e leve ao micro-ondas por 1 minuto. Escorra e reserve.
- Quebre o ovo em uma tigela e adicione o cereal. Deixe de molho durante 5 minutos.
- Adicione todos os outros ingredientes, inclusive as passas, e misture.
- Coloque a massa nas fôrmas de cupcake com a ajuda de uma colher e leve ao forno médio para assar por 20 minutos. Retire e deixe esfriar.

Dica: Se quiser guardar os bolinhos para outro dia, coloque-os no freezer (ou no congelador) por 30 minutos a 1 hora. Retire-os e envolva-os num saco plástico. Depois, coloque-os dentro de um segundo saco plástico e feche. Eles se conservam por até 6 meses.

BOLO DE CENOURA DA JULIA

A Julia é uma adolescente brasileira que foi minha paciente no Hospital das Clínicas. Ela me deu sua receita de bolo de cenoura, que virou um sucesso na minha casa. Não sou fã de cobertura muito doce, mas acrescentei a cobertura de chocolate meio amargo para dar o toque final.

Ingredientes
- 3 cenouras médias cortadas em rodelas
- 3 ovos
- ½ copo de óleo (ou manteiga derretida)
- 2 copos de farinha de trigo
- 1 copo de açúcar
- 1 colher (sopa) de fermento químico em pó
- 4 a 8 pedaços de chocolate meio amargo
- 1 colher (sopa) de leite
- manteiga para untar

Preparo
- Preaqueça o forno a 220°C.
- No liquidificador, bata as cenouras, os ovos e o óleo.
- Em uma tigela, misture a massa com os outros ingredientes, exceto o chocolate e o leite.
- Coloque a massa em uma fôrma de bolo untada com manteiga e leve ao forno. Para saber se o bolo está pronto, fure-o com um palito. Se ele sair limpo, está pronto.
- Para a cobertura, coloque os pedaços de chocolate no micro-ondas com o leite para derreter. Espalhe sobre o bolo. Sirva quente no lanche!

Dica: É mais fácil bater a cenoura se estiver cortada em rodelas.

BOLO DE IOGURTE DA CAREN

Um dia, amigos presentearam a Caren com um bolo de iogurte. Como a família inteira gostou muito do bolo, ela decidiu aprender a fazer. Então copiou os ingredientes da embalagem e conseguiu reproduzir a receita. Simples, gostoso e muito brasileiro!

Caren é uma alemã de coração brasileiro, casada com um francês; juntos, eles têm sete filhos adolescentes que comem muito! Mas ela adora cozinhar, então isso não é um problema. Pelo contrário, são sempre momentos de grande prazer para todos. Eles moram em São Paulo.

Ingredientes
- manteiga e farinha para untar
- 4 ovos
- 1 copo de iogurte
- 2 copos de farinha
- ½ copo de óleo
- 1½ copo de açúcar
- 1 colher (sopa) de fermento químico em pó

Preparo
- Preaqueça o forno a 180ºC, unte com manteiga e enfarinhe uma fôrma de bolo com buraco no meio.
- Bata todos os ingredientes no liquidificador, menos o fermento em pó, que deve ser adicionado por último sem bater muito.
- Coloque a massa na fôrma e leve ao forno até o bolo ficar dourado (faça o teste do palito para saber se está assado).

BOLO DE CHOCOLATE DA OPHÉLIE

Este bolo de chocolate afrancesado é melhor quando não fica muito assado. Combina com sorvete de creme ou com creme de leite. É sempre uma boa sobremesa ou um bom lanche da tarde. Ophélie é francesa e adora o Brasil, onde morou durante vários anos.

Ingredientes
- 200g de chocolate meio amargo
- 50g de manteiga com sal
- amêndoas cortadas em lâminas (opcional)
- 50g de açúcar
- 3 ovos
- 50g de farinha

Preparo
- Preaqueça o forno a 210°C.
- Em uma panela, derreta o chocolate e a manteiga. Em outra panela, doure as amêndoas.
- Misture o açúcar e os ovos em uma tigela e adicione a mistura de chocolate e manteiga. Misture bem.
- Acrescente a farinha e as amêndoas e misture bem.
- Por fim, coloque a massa em uma fôrma e leve ao forno. Retire quando o bolo estiver assado por fora e derretendo por dentro. Isso geralmente acontece depois de 5 minutos.

BOLO DE CHOCOLATE GELADO DA SÉVERINE

Esta é uma receita simples, rápida e impossível de errar, que eu adoro. Séverine é francesa e mãe de três filhos. Eu a conheci em São Paulo, onde morou alguns anos antes de voltar para a França.

Ingredientes
- 200g de chocolate
- 200g de manteiga com sal
- 4 ovos
- 180g de açúcar
- 20g de farinha (1 colher de sopa)

Preparo
- Preaqueça o forno a 180°C.
- Em fogo baixo, derreta o chocolate e a manteiga sem mexer. Quando estiver bem derretido, retire do fogo e misture.
- Adicione os ovos, o açúcar e a farinha gradualmente e misture bem.
- Coloque a massa em uma fôrma de bolo e leve ao forno por 10 minutos. Retire o bolo quando ele formar uma crosta, mas sem estar completamente assado por dentro. Deixe esfriar.
- Leve ao congelador por no mínimo 2 horas. Retire 10 minutos antes de servir.

BOLO DE IOGURTE PORTUGUÊS

Esta receita é mais uma contribuição da minha ex-estagiária Maria, de Portugal.

Este bolo é a especialidade do irmão mais novo da Maria, que o faz sempre que vai à casa da avó deles, Teresa.

Ingredientes
- 6 ovos (gemas e claras separadas)
- 2 copos de açúcar
- ½ copo de óleo
- 3 copos de farinha
- 2 colheres (café) de fermento químico em pó
- 1 copo de iogurte natural
- margarina e farinha para untar

Preparo
- Bata muito bem as gemas com o açúcar. Em seguida, junte o óleo, a farinha, o fermento e o iogurte e continue a bater.
- Por fim, adicione as claras previamente batidas em neve e misture delicadamente.
- Coloque a massa numa fôrma untada com margarina e farinha e leve ao forno preaquecido a 180°C por 20 minutos.
- Para saber se está pronto, espete um palito na massa; se sair limpo, o bolo está pronto.

Dica: Utilize o copo do iogurte como medida para os ingredientes indicados.

Bon appétit!

DEPOIMENTOS

POR DÉCADAS LUTEI COM A BALANÇA, recorrendo a todos os tipos de dietas e medicamentos (naturais, alopáticos e homeopáticos). O resultado era sempre uma sensação de fracasso, tristeza, decepção, baixa autoestima e angústia.

No final de 2014, apesar de estar com bastante sobrepeso, minha boa condição de saúde não justificava a necessidade uma cirurgia bariátrica e uma orientação médica me levou a dar atenção às minhas crises de compulsão. Em dezembro de 2014, ao buscar profissionais formados em nutrição e com conhecimento em transtorno alimentar, encontrei o nome da Dra. Sophie Deram, que acabara de lançar *O peso das dietas*. No livro, encontrei informações com base científica, orientações e dicas de como resgatar uma interação tranquila entre minha alimentação e minhas emoções; meu corpo e meu cérebro; e comida de verdade.

Marquei consulta com a Dra. Sophie e iniciei a prática da experiência transformadora do "Efeito Sophie". Passei a me alimentar sem culpa e sem medo de engordar. Reduzi o consumo de comida processada, dando preferência a alimentos naturais e verdadeiros, mas sem me proibir nenhum item. Diminuí a ingestão de açúcar e abandonei o adoçante dietético. Fixei horários para café da manhã, almoço, lanche e jantar. Durante meses, anotei diariamente tudo o que comia e bebia, meus sentimentos, o local e a companhia nos momentos das refeições. Analisei minhas emoções, buscando ajuda profissional quando foi necessário. Por meio do meu diário pratiquei o *mindful eating* e passei a conhecer e reconhecer os sinais de fome, sede, cansaço e estresse emitidos pelo meu corpo e que me levavam a comer. Troquei o elevador pelas escadas e comecei a caminhar diariamente. Fui absorvida por esse processo transformador de vida. Como resultado, emagreci dezenas de quilos e há quase dois anos mantenho o peso saudável sem fazer dieta. Minha eterna gratidão à Dra. Sophie Deram.

— ANDREA MATTOS

SOPHIE, VOCÊ REALMENTE MUDOU MINHA VIDA PARA MELHOR. Voltei a emagrecer naturalmente depois que parei de dar ouvidos a recomendações terroristas. Sou intolerante a glúten, com isso acabei num buraco com inúmeras restrições: leite, cafeína, soja, orgânicos, não orgânicos, carboidratos... Superei essa fase negra e estou me aventurando a fazer pão de fermentação natural em casa, com todo o glúten a que tenho direito. E me surgiu uma nova dúvida: sou mesmo tão intolerante quanto eu pensava? Comi o primeiro pão que fiz depois de dois anos, quentinho, com manteiga e vinho, e não aconteceu absolutamente nada de errado!

Apaguei meu perfil antigo do Instagram, onde eu falava sobre dietas e seguia um mar de gente que só falava disso, e terminei de me libertar. O que aprendi com o seu livro é para a vida! Nunca foi tão fácil e prazeroso comer bem. Lógico que é importante aprender a ter uma alimentação cheia de nutrientes e comida de verdade, mas poder comer tudo o que dá vontade, sem neura e culpa alguma, e mesmo sem que seja esse o objetivo, manter a forma física e principalmente a saúde em dia é sensacional! Sempre que como um bolo fofinho me lembro de você, porque fiquei uns três anos comendo bolo fit com gosto de papel.

Sou infinitamente grata.

— @MARI-MMM

QUERIDA SOPHIE, É IMPRESSIONANTE O ALCANCE DO SEU LIVRO – indico para várias pessoas e todas adoram.

Cerca de dois meses atrás, minha mãe descobriu um leve entupimento na carótida e foi orientada a cuidar da alimentação. Achei a oportunidade perfeita para presenteá-la com seu livro. Hoje ela finalizou a leitura e disse que é impressionante como já mudou sua alimentação e seus hábitos, pensando nos alimentos de verdade. E me pediu desculpas por ter errado tanto comigo quando eu era criança. Ela me levou ao endócrino quando eu tinha 6 anos, aos Vigilantes do Peso aos 9, e aos 13 eu já estava tomando sibutramina. Sempre me incentivou a ser magra a qualquer custo, sempre querendo meu melhor. O fato de ter reconhecido isso após tantos anos foi incrível.

Obrigada por sua vontade de lutar e divulgar uma causa que muda tanto a vida das pessoas, como fez comigo e com minha mãe. Um beijo enorme no coração.

— NATALIA

MINHA CONSULTA COM VOCÊ DEU MUITO CERTO! Fiz o que sugeriu: esqueci tudo o que sabia sobre alimentação e comecei a pensar no prazer e no bem-estar (sem exageros, é claro, e diminuindo comida processada).

No meu quadro de estresse agudo, resolvi eliminar todos os estressores possíveis para mim – a começar pela comida! Como resultado, a vontade de ingerir açúcar diminuiu, meu ritmo intestinal se regularizou e a minha energia está voltando.

Você tinha razão: comer não deveria ser um problema.

— XAVIER

QUERIDA SOPHIE, NÃO NOS CONHECEMOS, mas você mudou muito a minha vida! Ganhei seu livro da minha prima, que é engenheira de alimentos. Com ele, aprendi a me entregar aos alimentos que tanto amo, desfrutá-los com prazer. E mesmo assim foram 12 quilos de gordura perdidos!

Você conseguiu tirar todo o "peso" que eu mesma havia me colocado em relação à comida!

Hoje tenho uma alimentação supersaudável e o meu psicológico não está mais doente. Como de tudo e desfruto de tudo com muito amor.

Obrigada, de coração, por me deixar ainda mais feliz e fazer eu sentir bem com meu corpo!

— JOANA

RECEBI O PESO DAS DIETAS DE PRESENTE aqui em Amsterdã. Obrigada por ter escrito esta preciosidade, Sophie Deram!

Seu livro é a luz no fim do meu túnel. Agora digo não ao terrorismo alimentar e às dietas que só me fizeram infeliz e aumentaram ainda mais o meu peso. Estou aprendendo, pela primeira vez na vida, a escutar as necessidades do meu corpo. E isso é natural, é lindo!

— @GIGICABRAL

QUERIDA DRA. SOPHIE, QUERO DEIXAR REGISTRADO aqui meu muito obrigada pelos seus ensinamentos, que me ajudaram a me libertar da guerra com a comida depois de tantos anos. Aprender com você foi transformador. Hoje não tenho mais medo nem culpa por comer alimentos que até então eram proibidos. Chocolate e carboidratos em todas as refeições voltaram a fazer parte da minha vida!

Que você possa disseminar cada vez mais seu trabalho maravilhoso e libertar pessoas, assim como fez comigo. Obrigada!

— @ADRIALEIXOVILLELA

MADAME SOPHIE, UM DIA, CONVERSANDO com minhas colegas, uma disse que queria perder 3 quilos, outra, 2, e então me dei conta e comentei: "Pessoal, não me peso há 6 meses. O que sei é que este vestido não servia e agora está até largo!"

Em quatro meses perdi cerca de 10 quilos simplesmente fazendo o que você recomenda. No começo senti um pouco de fome, porque parei de comer besteiras no horário do expediente. Mas eu tinha convicção de que desejava mudar de vida e segui em frente. Sempre pensei que nenhuma dieta com sofrimento valia a pena, e estava certa. Via pessoas fazendo lipo, cirurgias bariátricas e engordando de novo. Precisamos primeiramente mudar a forma de pensar.

— ANA HELENA

ESTOU LENDO O PESO DAS DIETAS E GOSTANDO DEMAIS! Todas as ideias fazem muito sentido, especialmente a de confiar no corpo e no que ele nos diz. A leitura me ajudou a tentar ouvir e respeitar meu corpo e comer sem culpa e com prazer o que e quando eu tenho vontade, fazendo boas escolhas e procurando ter alimentos variados em casa. Com isso, emagreci, mantive o peso e praticamente nunca mais comi algo sem prazer. E isso tudo com zero sacrifício, apenas tentando perceber e respeitar meu corpo e comer de acordo com minha fome e minha saciedade, fazer escolhas melhores, cozinhar mais e manter uma atividade física.

Obrigada pelo livro e pela circulação de tantas ideias e informações interessantes!

— SIMONE

OLÁ, SOPHIE, MANDO ESTA MENSAGEM para te parabenizar! Você é excelente, me serve de inspiração. Também sou nutricionista e sua forma de ver a nutrição me encanta.

Concordo plenamente contigo quando diz que dietas não funcionam, pelo contrário: as pessoas estão cada vez mais apresentando transtornos alimentares. Vamos dizer não a esse terrorismo nutricional!

No consultório trabalho com reeducação alimentar, e é muito bom quando o paciente sai com o plano alimentar, feliz, me dizendo: "Vou poder comer de tudo? Como assim? Achei que seria uma dieta restritiva, que nunca mais poderia comer o que mais gosto." Felizmente existem nutricionistas e outros profissionais que estão mudando esse conceito.

Sou sua fã!

— **NUTRICIONISTA ANÔNIMA**

O PARADIGMA DA ALIMENTAÇÃO SAUDÁVEL ESTÁ EM CRISE. O arcabouço teórico que continha a solução para resolver os difíceis problemas dos agravos ligados à alimentação não responde mais na prática.

A obesidade, o diabetes, os problemas cardio- e cerebrovasculares, os transtornos de imagem e alimentares crescem na mesma proporção em que cresce nosso conhecimento científico sobre o comer e a comida.

Por sorte, Sophie teve a coragem de investigar e falar sobre esse paradigma que não atende mais as demandas de uma sociedade moderna e complexa.

Ninguém pode estar aqui nesta vida única apenas para conseguir emagrecer. Podemos muito mais. E Sophie abriu esse horizonte do cuidar e do nutrir, a variável essencial que faltava até aqui.

— **PAULA TEIXEIRA**, médica instrutora de *mindfulness e mindful eating*, cofundadora do Centro Brasileiro de Mindful Eating

AGRADECIMENTOS

Agradeço ao Brasil por ter me acolhido e me permitido festejar 18 anos morando aqui, sendo 13 como cidadã brasileira, com muito orgulho! Tudo o que aprendi depois de me formar em nutrição na França, aprendi aqui no Brasil, na Universidade de São Paulo, a USP, e no meu consultório. Por isso, fiz questão de escrever em português.

Aos meus amigos queridos, pelo apoio que me deram na hora de escrever o livro, especialmente àqueles que participaram com suas receitas.

Aos meus queridos pacientes, por acreditarem em mim, me dando força para continuar estudando. Poder ajudá-los a melhorar a própria vida é a melhor recompensa.

Aos meus seguidores da página "Os segredos da Sophie", no Facebook, no Instagram, no canal YouTube e no Twitter: seus depoimentos reforçam as minhas convicções de que estou no caminho certo.

Sou grata à querida professora Sandra Villares, que em 2004 me convidou a visitar o laboratório de genética da obesidade infantil da Faculdade de Medicina da Universidade de São Paulo (FMUSP) e me incentivou a fazer o doutorado com ela no grupo de Obesidade do Dr. Alfredo Halpern e do Dr. Marcio Mancini na Endocrinologia do Hospital das Clínicas. Imediatamente me apaixonei pela qualidade científica do laboratório e pela gentileza e a simplicidade com que me acolheram.

Agradeço também à equipe do AMBULIM do programa de tratamento de transtornos alimentares do Dr. Taki Cordas no Instituto de Psiquiatria do Hospital das Clínicas, onde estudei o comportamento alimentar com excelentes psiquiatras, psicólogos e nutricionistas, como Fernanda Scagliusi, Marle Alvarenga, Fernanda Pisciolario e a equipe do Grupo GENTA e do movimento de Nutrição Comportamental.

Aos pesquisadores e professores do mundo inteiro que foram uma inspiração em um momento ou outro da minha jornada e com quem tive a oportunidade de trabalhar ou trocar experiências: José Ordovas, Jim Kaput, Claude Bouchard, Bernard Waysfeld, Howard Steiger, Bernardo L. Wajchenberg, Ana Maria Lottenberg, Paul Rozin, Claude Fischler, Carlos Monteiro, Gyorgy Scrinis, Jean Claude Moubarac, Evelyn Tribole, Brian Wansink, Susan Albers, Sonia Tucunduva Philippi, Silvia Cozzolino, Mauro Fisberg, Tomas Ong, Regina Fisberg, entre outros.

Sou grata a Christian Sperli, que me ouviu na rádio CBN em janeiro de 2014, no programa *Caminhos alternativos*, das queridas Petria Chaves e Fabiola Cidral, e me convidou a escrever a primeira edição deste livro.

Também sou grata a Denise Damiani, que me apresentou às suas editoras na Sextante, e a Clarissa Oliveira, pelo carinho e o trabalho nesta nova edição.

RECURSOS

LIVROS RECOMENDADOS

Em defesa da comida. Michael Pollan. São Paulo: Intrínseca, 2008.

Fazendo as pazes com o corpo. Daiana Garbin. Rio de Janeiro: Sextante, 2017.

Health at Every Size. Linda Bacon. Nova York: Perseus Books, 2010.

Intuitive Eating. Evelyn Tribole e Elyse Resch. Londres: St. Martins' Press, 2012.

Mindful Eating: A Guide to Rediscovering a Healthy and Joyful Relationship with Food. Jan Chozen Bays. Boston: Shambhala, 2009.

Mulheres, Comida & Deus. Geneen Roth. São Paulo: Lua de Papel, 2010.

O dilema do onívoro. Michael Pollan. São Paulo: Intrínseca, 2007.

O poder do hábito. Charles Duhigg. Rio de Janeiro: Objetiva, 2012.

VÍDEOS E DOCUMENTÁRIOS RECOMENDADOS

O peso das dietas. Sophie Deram, TEDxJardinsWomen. Disponível em: youtu.be/egITHMR9PmA.

Muito além do peso. Estela Renner, 2013. Disponível em: youtu.be/8UGe5GiHCT4.

Sugar Coated (Doce mentira). Michèle Hozer, 2015.

Como voltei a comer. Canal Sophie Deram no YouTube, #TVSophie: Sophie Deram entrevista a médica Paula Teixeira. Disponível em: youtu.be/m857c7300GI.

REFERÊNCIAS BIBLIOGRÁFICAS

PREFÁCIO

GOLDEN N., Schneider M., Wood C. et al. "Preventing Obesity and Eating Disorders in Adolescents". *Pediatrics*, setembro de 2016; 138 (3).

LOUZADA M. L., Baraldi L. G., Steele E. M. et al. "Consumption of ultra-processed foods and obesity in Brazilian adolescents and adults". *Preventive Medicine*, dezembro de 2015; 81: 9-15.

MONTEIRO C. A., Cannon G., Levy R. B. et al. "NOVA. The star shines bright". *World Nutrition*, janeiro-março de 2016; 7, 28-38.

MONTEIRO C. A., Cannon G., Moubarac J. C., Levy R. B., Louzada M. L., Jaime P. C. "The UN Decade of Nutrition, the NOVA food classification and the trouble with ultra-processing". *Public Health Nutrition*, março de 2017; 21: 1-13.

ZONG G., Eisenberg D. M., Hu F. B., Sun Q. "Consumption of Meals Prepared at Home and Risk of Type 2 Diabetes: An Analysis of Two Prospective Cohort Studies". *PLOS Medicine*; julho de 2016; 5, 13 (7).

PARTE 1

MALHOTRA, A. "Saturated fat is not the major issue". *The BMJ*, outubro de 2013; 22,347. Disponível em: www.bmj.com/content/347/bmj.f6340.

CHOWDHURY, R. et al. "Association of Dietary, Circulating, and Supplement Fatty Acids with Coronary Risk: A Systematic Review and Meta-analysis". *Annals of Internal Medicine*, 2014; 160 (6): 398-406. Disponível em: annals.org/article.aspx?articleid=1846638.

YANG, Q. et al. "Added Sugar Intake and Cardiovascular Diseases Mortality among US Adults". *JAMA Internal Medicine*, 2014; 174 (4): 516-524. Disponível em: archinte.jamanetwork.com/article.aspx?articleid=1819573.

DINICOLANTONIO, J. "Added Sugar Intake and Cardiovascular Diseases Mortality Among US Adults". *Open Heart*, 2014. Disponível em: openheart.bmj.com/content/1/1/e000032.full.pdf+html.

CROZIER, S. J. et al. "Cacao seeds are a 'Super Fruit': A comparative analysis of various fruit powders and products". *Chemistry Central Journal*, 2011; 5: 5.

MOSTOFSKY, E., Levitan E. B., Wolk A., Mittleman M. A. "Chocolate Intake and Incidence of Heart Failure: A Population-Based, Prospective Study of Middle-Aged and Elderly Women." *Circulation Heart Failure*, 2010; 3: 612-616.

BUITRAGO-LOPEZ, A. et al. "Chocolate consumption and cardiometabolic disorders: systematic review and meta-analysis." *The BMJ*, 2011; 343: d4488.

RIED, K., SULLIVAN T. R., FAKLER P., FRANK O. R., STOCKS N. P. "Effect of cocoa on blood pressure". *Cochrane Library*, agosto de 2012.

ESSER, D., MARS M., OOSTERINK E., STALMACH A., MÜLLER M., AFMAN L. A. "Dark chocolate consumption improves leukocyte adhesion factors and vascular function in overweight men". *Faseb Journal*, março de 2014; 28: 1.464-1.473.

JENNINGS, A., WELCH A. A., SPECTOR T., MACGREGOR A., CASSIDY A. "Intakes of Anthocyanins and Flavones Are Associated with Biomarkers of Insulin Resistance and Inflammation in Women". *Journal of Nutrition*, 20 de janeiro de 2014.

LARSSON, L. C., VIRTAMO J., WOLK A. "Chocolate Consumption and Risk of Stroke in Women". *Journal of the American College of Cardiology*, 2011; 58: 1.828-1.829.

ZOMER, E., OWEN A., MAGLIANO D. J., LIEW D., REID C. M. "The effectiveness and cost effectiveness of dark chocolate consumption as prevention therapy in people at high risk of cardiovascular disease: best case scenario analysis using a Markov model". *The BMJ*, maio de 2012; 344: e3.657.

SOROND, F. A., HURWITZ S., SALAT D. H., GREVE D. N., FISHER N. D. "Neurovascular coupling, cerebral white matter integrity, and response to cocoa in older people". *Neurology*, setembro de 2013, 3; 81 (10): 904-909.

NOGUEIRA, L., RAMIREZ-SANCHEZ I., PERKINS G. A., MURPHY A., TAUB P. R., CEBALLOS G., VILLARREAL F. J., HOGAN M. C., MALEK M. H. "Epicatechin enhances fatigue resistance and oxidative capacity in mouse muscle". *The Journal of Physiology*, 15 de setembro de 2011; 589 (Pt 18): 4.615-4.631.

GOLOMB, B. A., KOPERSKI, S., WHITE, H. L. "Association Between More Frequent Chocolate Consumption and Lower Body Mass Index". *Archives of Internal Medicine*, 2012; 172; [6]: 519-521.

GREENBERG J. A., BUIJSSE B. "Habitual Chocolate Consumption May Increase Body Weight in a Dose-Response Manner". *PLoS One*, 2013; 8 (8): e70271.

USMANI, O. S., BELVISI M. G., Patel H. J., Crispino N., Birrell M. A., Korbonits M., Korbonits, D., Barnes, P. J. "Theobromine inhibits sensory nerve activation and cough". *The Faseb Journal*, fevereiro de 2005, 19: 231-233.

ASMARO, D., LIOTTI M. "High-caloric and chocolate stimuli processing in healthy humans: an integration of functional imaging and electrophysiological findings". *Nutrients*, janeiro de 2014, 10; 6 (1): 319-341.

DIFELICEANTONIO, A. G., MABROUK, O. S., KENNEDY R. T., BERRIDGE K. C. "Enkephalin Surges in Dorsal Neostriatum as a Signal to Eat". *Current Biology*, outubro de 2012, 22 (20): 1.918-1.924.

SAULAIS, L., DOYON M., RUFFIEUX B., KAISER H. "Consumer Knowledge about Dietary Fats: Another French Paradox?" *British Food Journal*, 2012, 114 (1): 108-120.

PIETILÄINEN, K. H., Saarni S. E., Kaprio J., Rissanen A. "Does Dieting Make You Fat? A Twin Study". *International Journal of Obesity*, março de 2012; 36 (3): 456-464.

ORDOVAS, J., CORELLA D. "Nutritional Genomics". *Annual Review of Genomics and Human Genetics*, 2004; 5: 71-118.

ALCOCK, J., MALEY C. C., AKTIPIS C. A. "Is Eating Behavior Manipulated by the Gastrointestinal Microbiota? Evolutionary Pressures and Potential Mechanisms." *Bioessays*, outubro de 2014; 36 (10): 940-949.

CANELLA, D. S. et al. "Ultra-Processed Food Products and Obesity in Brazilian Households (2008-2009)". *PLoS*, 25 de março de 2014.

PARTE 2

COLL, A. P., FAROOQI I. S., O'RAHILLY S. "The Hormonal Control of Food Intake." *Cell*, 2007, 129, 251-262.

CUYPERS, K. et al. "Being Normal Weight but Feeling Overweight in Adolescence May Affect Weight Development into Young Adulthood – An 11-Year Followup: The HUNT Study, Norway". *Journal of Obesity*, 2012, vol. 2012.

HAMMONS, A. J., FIESE B. H. "Is Frequency of Shared Family Meals Related to the Nutritional Health of Children and Adolescents?". *Pediatrics*, 1º de junho de 2011, vol. 127, nº 6.

LOCKE, A. E. et al. "Genetic studies of body mass index yield new insights for obesity biology". *Nature*, 12 de fevereiro de 2015; 518 (7.538): 197-206.

ANDERSON, S. E., WHITAKER R. C. "Household Routines and Obesity in US Preschool-Aged Children." *Pediatrics*, 1º de março de 2010, vol. 125, nº 3, 420-428.

CONHEÇA ALGUNS DESTAQUES DE NOSSO CATÁLOGO

- Augusto Cury: Você é insubstituível (2,8 milhões de livros vendidos), Nunca desista de seus sonhos (2,7 milhões de livros vendidos) e O médico da emoção

- Dale Carnegie: Como fazer amigos e influenciar pessoas (16 milhões de livros vendidos) e Como evitar preocupações e começar a viver

- Brené Brown: A coragem de ser imperfeito – Como aceitar a própria vulnerabilidade e vencer a vergonha (600 mil livros vendidos)

- T. Harv Eker: Os segredos da mente milionária (2 milhões de livros vendidos)

- Gustavo Cerbasi: Casais inteligentes enriquecem juntos (1,2 milhão de livros vendidos) e Como organizar sua vida financeira

- Greg McKeown: Essencialismo – A disciplinada busca por menos (400 mil livros vendidos) e Sem esforço – Torne mais fácil o que é mais importante

- Haemin Sunim: As coisas que você só vê quando desacelera (450 mil livros vendidos) e Amor pelas coisas imperfeitas

- Ana Claudia Quintana Arantes: A morte é um dia que vale a pena viver (400 mil livros vendidos) e Pra vida toda valer a pena viver

- Ichiro Kishimi e Fumitake Koga: A coragem de não agradar – Como se libertar da opinião dos outros (200 mil livros vendidos)

- Simon Sinek: Comece pelo porquê (200 mil livros vendidos) e O jogo infinito

- Robert B. Cialdini: As armas da persuasão (350 mil livros vendidos)

- Eckhart Tolle: O poder do agora (1,2 milhão de livros vendidos)

- Edith Eva Eger: A bailarina de Auschwitz (600 mil livros vendidos)

- Cristina Núñez Pereira e Rafael R. Valcárcel: Emocionário – Um guia lúdico para lidar com as emoções (800 mil livros vendidos)

- Nizan Guanaes e Arthur Guerra: Você aguenta ser feliz? – Como cuidar da saúde mental e física para ter qualidade de vida

- Suhas Kshirsagar: Mude seus horários, mude sua vida – Como usar o relógio biológico para perder peso, reduzir o estresse e ter mais saúde e energia

sextante.com.br